Illustrated Guide
to Diagnosis and Treatment
of Cervical Vascular Trauma

# 颈部血管创伤
# 诊疗图解

尹存平　邹思力　吴鉴今　主编

化学工业出版社

·北京·

**图书在版编目（CIP）数据**

颈部血管创伤诊疗图解 / 尹存平，邹思力，吴鉴今
主编 . -- 北京 : 化学工业出版社，2024. 11. -- ISBN
978-7-122-46498-9

Ⅰ. R653-64

中国国家版本馆 CIP 数据核字第 20242BJ583 号

责任编辑：高　霞　郭伟疆　杨骏翼　　装帧设计：关　飞
责任校对：李　爽

出版发行：化学工业出版社
　　　　　（北京市东城区青年湖南街 13 号　邮政编码 100011）
印　　装：中煤（北京）印务有限公司
787mm×1092mm　1/16　印张 9¼　字数 110 千字
2025 年 1 月北京第 1 版第 1 次印刷

购书咨询：010-64518888　　　　　售后服务：010-64518899
网　　址：http://www.cip.com.cn
凡购买本书，如有缺损质量问题，本社销售中心负责调换。

定　价：98.00 元　　　　　　　　　版权所有　违者必究

# 编写人员名单

顾　　问：曲乐丰　王炳军　郭曙光

主　　编：尹存平　邹思力　吴鉴今

副 主 编：梁　源　金　杰

编写人员：方行健　刁光亮　唐于媚　韩国靖

　　　　　房冠宇　陈　乾　胡玮麟　张　超

　　　　　邹福康　刘芳冰　梅百强　刘炳鑫

　　　　　李　伟　段丽红　毛　伟　尹云昊

　　　　　赵　惠　段金玲　纳晓琴

曲乐丰　海军军医大学第二附属医院血管外科

王炳军　联勤保障部队第九二〇医院

郭曙光　联勤保障部队第九二〇医院血管外科

尹存平　联勤保障部队第九二〇医院血管外科

邹思力　海军军医大学第二附属医院血管外科

吴鉴今　海军军医大学第二附属医院血管外科

梁　源　联勤保障部队第九二〇医院全科医学科

金　杰　海军军医大学第二附属医院血管外科

方行健　联勤保障部队第九二〇医院血管外科

刁光亮　联勤保障部队第九二〇医院血管外科

唐于媚　联勤保障部队第九二〇医院血管外科

韩国靖　海军军医大学第二附属医院血管外科

陈　乾　联勤保障部队第九〇四医院心胸血管外科

胡玮麟　海军军医大学第二附属医院血管外科

张　超　海军军医大学第二附属医院血管外科

邹福康　海军军医大学第二附属医院血管外科

刘芳冰　海军军医大学第二附属医院血管外科

房冠宇　海军军医大学第二附属医院血管外科

梅百强　联勤保障部队第九二〇医院血管外科

刘炳鑫　联勤保障部队第九二〇医院血管外科

李　伟　联勤保障部队第九二〇医院血管外科

段丽红　联勤保障部队第九二〇医院血管外科

毛　伟　楚雄彝族自治州妇幼保健院普通外科

尹云昊　海南医学院口腔医学院

赵　惠　联勤保障部队第九二〇医院血管外科

段金玲　联勤保障部队第九二〇医院血管外科

纳晓琴　联勤保障部队第九二〇医院血管外科

# 前　言

据流行病学调查，全球每年有超过 440 万人死于创伤，占所有死亡人数的 8%（世界卫生组织 2021 年报告）；我国因创伤导致死亡占比为 5.5%，居于死亡原因第五位。其中，颈部血管创伤是一种严重的创伤，常常发生在交通事故、刀伤和枪伤等事件中。随着城市交通、生产建设的迅速发展及日益增多的军事冲突，血管创伤病例日趋增多，而颈部血管创伤占血管创伤的 5%~10%。

颈部血管创伤属于交界区部位的创伤，又毗邻重要的神经及器官，临床救治非常棘手，伤员病死率及致残率很高，但是对于颈部血管创伤的院前急救和专科治疗国内外目前缺乏系统的研究、总结，也缺少相应的诊疗方案、规范及指南，所以临床医生非常需要一部关于颈部血管创伤诊疗的临床参考书。

在联勤保障部队第九二〇医院血管外科及海军军医大学第二附属医院血管外科的临床工作中，我们成功救治了不少颈部血管创伤的患者，同时也做了一些经验的总结。

我们从颈部血管的实用解剖，颈部血管创伤的特点、评估及急救，包括围手术期的并发症处理及护理和康复，提出颈部血管创伤的一站式诊治理念，同时配以典型病例分析介绍以及真实的图片，图文并茂。本书的出版力图使血管外科、神经外科、急诊科医师以及临床医务工作者通过学习本书，在遇到颈部血管创伤时能够从容应对，更加规范、高效地救治患者，减少伤员的病死率及致残率。本书在编写过程中，得到了海军军医大学第二附属医院血管外科曲乐丰教授，联勤保障部队第九二〇医院王炳军主任及郭曙光主任的悉心指导。

感谢多位经验丰富的专家参与本书的编写工作。限于编者经验不足，时间较仓促，难免有所不足，敬请广大读者批评指正。

编者

2024 年 10 月

# 目　录

# 1. 颈部解剖概述

## 1.1 颈部解剖特点

颈部位于头部、胸部和上肢之间，是连接头部和躯干的重要枢纽，前部正中有呼吸道和消化管道的颈段通过，两侧有纵向走行的大血管和神经干，后部正中是脊柱的颈段，颈根部有胸膜顶、肺尖以及斜行的血管和神经干等（图 1-1）。颈部筋膜包绕各层颈肌、血管、神经和脏器，各结构之间有疏松结缔组织填充，形成若干筋膜间隙，其间有多组淋巴结分布，往往沿血管神经排布。颈部穿行血管众多，动脉主要包括颈动脉（颈总动脉、颈内动脉、颈外动脉）、椎动脉、头臂干与锁骨下动脉等；静脉主要包括颈内静脉、颈外静脉与锁骨下静脉等。

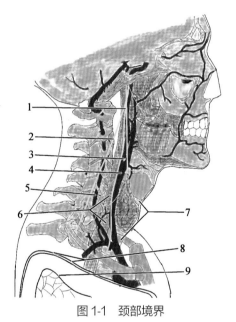

图 1-1 颈部境界

1. 迷走神经及其分支；2. 副神经；3. 颈动脉窦；4. 颈总动脉；
5. 椎动脉；6. 消化道；7. 气管；8. 胸膜顶；9. 肺尖

## 1.2 颈部境界与分区

### 1.2.1 境界

上界是与头部的分界，为下颌骨下缘、下颌角、乳突尖、上项线和枕外隆凸的连线；下界是与胸部及上肢的分界，为胸骨颈静脉切迹、胸锁关节、锁骨上缘和肩峰至第 7 颈椎棘突的连线。

## 1.2.2 分区

### 1.2.2.1 解剖分区

颈部按解剖位置可分为固有颈部和项部。

**（1）固有颈部**

固有颈部为两侧斜方肌前缘之间和脊柱颈部前方的部分，即通常所指的颈部。以胸锁乳突肌前、后缘为界，分为颈前区、颈外侧区和胸锁乳突肌区（图1-2）。

① 颈前区　内侧界为颈前正中线，上界为下颌骨下缘，外侧界即胸锁乳突肌前缘。颈前区又以舌骨为标志，分为舌骨上区和舌骨下区。前者包括颏下三角和左、右下颌下三角；后者包括颈动脉三角和肌三角。

② 颈外侧区　位于胸锁乳突肌后缘、斜方肌前缘和锁骨中1/3上缘之间，又称颈后三角。肩胛舌骨肌将其分为后上部较大的枕三角和前下部较小的锁骨上三角（亦称锁骨上大窝）。

③ 胸锁乳突肌区　指该肌在颈部所覆盖的区域。

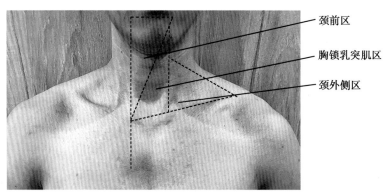

图1-2　颈部体表解剖区域

**（2）项部**

项部为两侧斜方肌前缘之后与脊柱颈部之间的部分，又称颈后区。

### 1.2.2.2 临床分区

临床中通常按"三区域划分法"来指导和评价诊断及治疗。第Ⅰ区域是指在胸部近端可获得控制的颈部血管至环状软骨以下；第Ⅱ区域是指环状软骨和下颌角之间，在颈部近远端可获得控制的血管；第Ⅲ区域是指下颌角以上，远端难以控制的颈部血管口。第Ⅱ区域是最常见的损伤区域（47%），两个区域以上的损伤亦不少见（图1-3）。

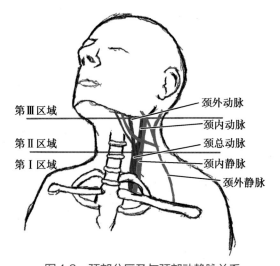

图1-3　颈部分区及与颈部动静脉关系

## 1.3 颈部表面解剖

### 1.3.1 体表解剖

① 舌骨 位于颏隆凸的下后方，对应第3、第4颈椎之间的椎间盘平面。舌骨体向两侧可扪及舌骨大角，是寻找舌动脉的体表标志。

② 甲状软骨 位于舌骨与环状软骨之间。甲状软骨上缘约平第4颈椎高度，颈总动脉在此处分为颈内、颈外动脉。前正中线上的突起为喉结（男性）。

③ 环状软骨 位于甲状软骨下方。环状软骨弓两侧平对第6颈椎横突，是喉与气管及咽与食管的分界标志，通常被用来计数气管环。

④ 颈动脉结节 第6颈椎横突前结节，平环状软骨弓。颈总动脉恰在其前方，压迫此处时，可起到暂时阻断颈总动脉血流的作用。

⑤ 胸锁乳突肌 后缘中点有颈丛皮支穿出，为颈部皮肤浸润麻醉的阻滞点。胸锁乳突肌的胸骨头、锁骨头与锁骨的胸骨端上缘之间为锁骨上小窝。

⑥ 胸骨上窝 位于胸骨颈静脉切迹上方的凹陷，此处可触及气管颈段。

⑦ 锁骨上三角（大窝） 位于锁骨中1/3上方。在窝底可触及锁骨下动脉的搏动、臂丛和第一肋（图1-4、图1-5）。

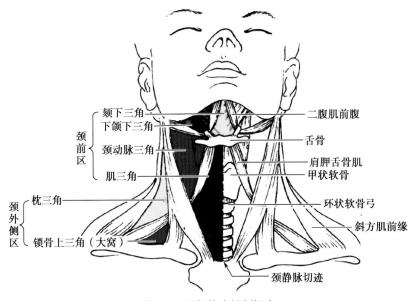

图1-4 颈部体表解剖标志

### 1.3.2 体表投影

① 颈总动脉和颈外动脉 取乳突尖与下颌角连线的中点，右侧至右胸锁关节，左侧至锁骨上小窝作连线，即颈总动脉和颈外动脉的体表投影线。甲状软骨上缘通常是颈外动

脉和颈总动脉的分界线。但有资料表明，中国人的颈动脉分叉高度有不同程度的变异，平对甲状软骨上缘者约占 26%，低于此水平者约占 9%，高于此水平者约占 65%。

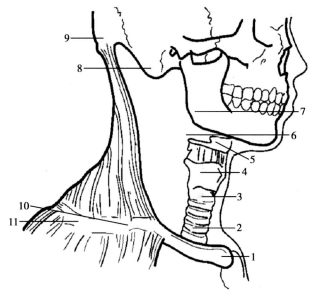

图 1-5　浅层解剖标志（侧面观）

1. 锁骨；2. 气管；3. 环状软骨；4. 甲状软骨；5. 舌骨小角；6. 舌骨大角；
7. 下颌角；8. 乳突；9. 枕外隆凸；10. 锁骨肩峰端；11. 肩峰

② 锁骨下动脉　右侧自右胸锁关节，左侧自左锁骨上小窝，向外上至锁骨上缘中点作一弓形线，弓形的最高点距锁骨上缘 1~1.5cm，即为锁骨下动脉的体表投影。

③ 颈外静脉　自下颌角至锁骨中点的连线。颈外静脉是儿童静脉穿刺的常用部位。

④ 副神经　从乳突尖与下颌角连线的中点，经胸锁乳突肌后缘中、上 1/3 交点，至斜方肌前缘中、下 1/3 交点的连线。

⑤ 臂丛　从胸锁乳突肌后缘中、下 1/3 交点至锁骨中、外 1/3 交点稍内侧的连线。臂丛在锁骨中点后方比较集中，位置浅表，常作为臂丛阻滞麻醉时锁骨上入路的部位。

⑥ 颈丛　自胸锁乳突肌后缘中点浅出，呈扇形分布于颈前区及胸壁上区。

⑦ 胸膜顶及肺尖　由胸腔突出胸廓上口至颈根部，最高点位于锁骨内侧 1/3 段上方 2~3cm（图 1-6）。

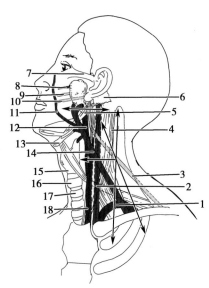

图 1-6　颈部器官体表投影
（箭头方向代表体表大致走行）

1. 锁骨下动脉；2. 颈内静脉；3. 副神经；4. 胸锁乳突肌；5. 二腹肌后腹；6. 乳突；7. 颧弓；8. 面横动脉；9. 腮腺管；10. 面神经颊支；11. 面动脉；12. 颈外动脉；13. 舌骨；14. 颈外静脉；15. 甲状软骨；16. 环状软骨；17. 气管；18. 颈总动脉

# 1.4 颈部解剖层次结构

颈部解剖在临床上较难掌握，由于其皮下组织薄嫩，脂肪及筋膜层浅，这就使得大部分人颈部的肌肉和骨性结构大致形态能在体表被观察到，临床上根据头颈部的体表形态将其划分出诸多解剖位置及分区（图1-4），以供选择手术入路或寻找重要解剖组织。

颈部活动范围较大，加上发音、吞咽和呼吸等活动增加了颈部各结构间的活动范围；同时，体位变化对颈部解剖位置的改变影响显著，如吞咽时会使甲状软骨位置抬高；在一些固定体位时，如头后仰，肩垫高，颈部的甲状腺以及气管会向前凸出；头部旋转以及向两侧偏转时，会造成气管、食管及血管的牵拉与旋转位移，这也是解剖中不容忽视的地方。此外，颈部皮肤薄，延展性大，皮纹呈横向分布，通常手术采用横切口，以利皮肤愈合和术后美观。

为了与颈部的活动与其相关功能相适应，颈部的肌群复杂，大小不一，形态复杂，数目多且通常两侧对称，这也造成了颈部解剖层次结构的复杂性。其中，前方的肌群多为纵行且细小，而两侧及后方的肌群较多且粗大，这就使得头部的重心位于寰枕关节前方。故在实施颈部手术前，应对颈部的解剖有充分的了解。

## 1.4.1 颈部浅层结构

颈浅筋膜为含有脂肪的疏松结缔组织。在颈前外侧部浅筋膜内，有一块菲薄的皮肌，称为颈阔肌。该肌肉深面的浅筋膜内有颈前静脉、颈外静脉、颈外侧淋巴结、颈丛的皮支以及面神经的颈支等（图1-7）。

### 1.4.1.1 浅静脉

① 颈前静脉 起自颏下部，在颈前正中线两侧，沿下颌舌骨肌浅面下行，至锁骨上方时转向外侧，穿入胸骨上间隙，汇入颈外静脉末端或锁骨下静脉，有少数汇入头臂静脉。左、右颈前静脉在胸骨上间隙内有一横行吻合支，称为颈静脉弓。少数情况下，左右颈前静脉合为一支，沿颈前正中线下行，称为颈前正中静脉。

② 颈外静脉 由下颌后静脉后支与耳后静脉和枕静脉等面部浅静脉汇合而成，沿胸锁乳突肌浅面斜行下行，在锁骨中点上方约2~5cm处穿颈深筋膜，汇入锁骨下静脉或静脉角。穿深筋膜处管壁与筋膜紧密相贴，当静脉损伤时，管腔张力大不易闭合，易发生气体栓塞。该静脉末端虽有一对瓣膜，但不能有效阻止

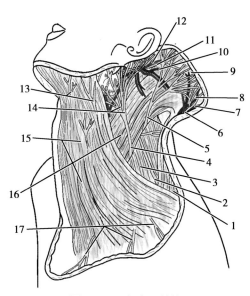

图1-7 颈部浅层结构

1. 斜方肌；2. 副神经；3. 肩胛提肌；4. 耳大神经；5. 枕小神经；6. 枕大神经；7. 枕静脉；8. 枕动脉；9. 枕额肌肌腹；10. 耳后动脉枕支；11. 耳后神经；12. 耳后静脉；13. 颈横神经皮支；14. 耳大神经前、后支；15. 颈阔肌；16. 胸锁乳突肌；17. 锁骨上神经

血液反流，当上腔静脉回流受阻时，静脉压力升高，可使颈外静脉怒张。

### 1.4.1.2 神经

颈部皮神经包括颈丛发出的皮支和面神经颈支两支（图 1-8）。

颈丛皮支从胸锁乳突肌后缘中点处穿出颈深筋膜浅层分布于浅筋膜，其位置表浅且相对集中，常为颈部手术阻滞麻醉的穿刺点。

① 枕小神经　勾绕副神经后，沿胸锁乳突肌后缘上升，分布于枕部及耳郭背面上部的皮肤。

② 耳大神经　颈丛皮支中最大的分支。绕胸锁乳突肌后缘，并沿胸锁乳突肌表面上行，分布至耳郭及腮腺区的皮肤。该神经较为粗大，麻风分枝杆菌侵犯时易受累及。

③ 颈横神经　横过胸锁乳突肌中份，穿颈阔肌浅面向前，分布至颈前区皮肤。

④ 锁骨上神经　其分为 3 支，向外下方走行。在锁骨上缘浅出，分别分布至颈前外侧部、胸前壁上部和肩部等处皮肤。

面神经颈支自腮腺下缘浅出后向前下，走行于颈阔肌深面，并支配该肌运动。腮腺手术时，该神经可作为寻找面神经主干的标志之一。

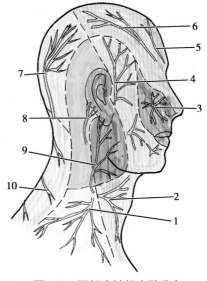

图 1-8　颈部皮神经大致分布

1. 锁骨上神经；2. 颈横神经；3. 上颌神经；
4. 耳颞神经；5. 眶上神经；6. 滑车上神经；
7. 枕大神经；8. 枕小神经；9. 耳大神经；
10. 颈神经后支

### 1.4.1.3 颈部浅层肌肉与外侧肌肉

① 颈阔肌　是位于颈部浅筋膜内的浅肌，薄而宽阔。起自胸大肌和三角肌表面的筋膜，向上走行逐渐合拢，止于口角、下颌骨下缘及面下部皮肤。其收缩时下拉口角，使下颌向下，并使得颈部皮肤出现褶皱。有时可看到纵行的肌纤维。

② 胸锁乳突肌　位于颈部两侧，大部分被颈阔肌覆盖。起自胸骨柄前面和锁骨的胸骨端，二头逐渐汇合斜行向后上方，止于颞骨的乳突。其作用是一侧收缩时使头偏斜向同侧，脸转向对侧；两侧同时收缩时使头向后仰。

## 1.4.2　颈前区结构

颈前区主要以舌骨为分界，分为舌骨上区和舌骨下区（图 1-9）。

### 1.4.2.1 舌骨上区

**（1）颏下三角**

颏下三角是由左、右二腹肌前腹与舌骨体围成的三角区。其浅面为皮肤、浅筋膜及封套筋膜，深面由两侧下颌舌骨肌及其筋膜构成。此三角内有 1~3 个颏下淋巴结。

**（2）下颌下三角**

**境界：** 下颌下三角是由二腹肌前、后腹和下颌骨体下缘围成的三角区，又称二腹肌三角。浅面有皮肤、浅筋膜、颈阔肌和封套筋膜，深面有下颌舌骨肌、舌骨舌肌及咽中缩肌。

**内容**：其间有下颌下腺，腺体呈 U 形，分浅、深两部：浅部较大，位于下颌舌骨肌浅面；深部为该肌肉后缘向前延伸的部分，下颌下腺管由腺体深部的前端发出，在下颌舌骨肌的深面前行，开口于口底黏膜的舌下阜。自颈外动脉平舌骨大角发出面动脉，经二腹肌后腹的深面进入下颌下三角，沿下颌下腺深面前行，至咬肌前缘绕过下颌骨体下缘入面部。在下颌下腺的内下方与舌骨舌肌的表面有舌下神经走行，在二腹肌中间腱之间有舌动脉与其静脉伴行。在下颌下腺深部内上方与舌骨舌肌后缘深面有舌神经走行入舌（图 1-10）。

**（3）舌骨上肌群**

位于舌骨和下颌骨及颅底之间，每侧有 4 块，皆止于舌骨（图 1-11）。

① 二腹肌　位于下颌骨下方，有前、后两个肌腹，两者以中间腱相连。前腹起自下颌骨的二腹肌窝，斜向后下方；后腹起自乳突内侧，斜向前下方；中间腱将二者相连，并通过二腹肌滑车附着在舌骨上。

② 下颌舌骨肌　位于二腹肌深面的三角形扁肌，起自下颌骨的下颌骨肌线。

③ 茎突舌骨肌　位于二腹肌后腹之上并与之伴行，起自茎突。

④ 颏舌骨肌　位于下颌舌骨肌深面，起自下颌骨颏棘。

#### 1.4.2.2　舌骨下区

**（1）颈动脉三角**

**境界**：颈动脉三角由胸锁乳突肌上段前缘、肩胛舌骨肌上腹和二腹肌后腹围成。其浅面有皮肤、浅筋膜、颈阔肌及封套筋膜，其深面有椎前筋膜将后方组织隔开，内侧面为咽

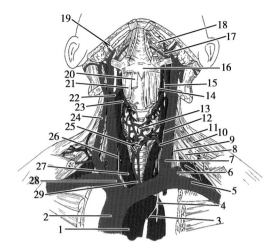

图 1-9　颈前区结构

1. 升主动脉；2. 上腔静脉；3. 左喉返神经；4. 迷走神经（左）；5. 左锁骨下静脉；6. 左锁骨下动脉及颈外静脉；7. 颈内静脉；8. 臂丛；9. 膈神经；10. 副神经；11. 甲状腺中静脉；12. 迷走神经（左）；13. 甲状腺；14. 甲状舌骨肌；15. 甲状腺上静脉；16. 舌骨；17. 舌下神经（左）；18. 舌神经（左）；19. 面动脉及面静脉；20. 胸骨舌骨肌；21. 肩胛舌骨肌；22. 甲状腺上静脉；23. 甲状腺上动脉；24. 颈外静脉；25. 甲状腺奇静脉丛；26. 迷走神经（右）；27. 头臂干；28. 头臂静脉；29. 甲状腺下静脉

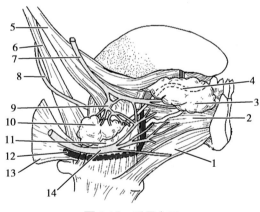

图 1-10　舌骨上区

1. 颏骨舌肌；2. 颏舌肌；3. 舌下腺；4. 下颌下腺管；5. 茎突舌肌；6. 茎突咽肌；7. 舌神经；8. 舌咽神经；9. 下颌下神经节；10. 下颌下腺；11. 舌骨舌肌；12. 舌动脉；13. 咽中缩肌；14. 舌下神经

侧壁及其筋膜。

**内容：**主要内容是颈动脉鞘，其包含了颈内静脉及其属支以及颈总动脉及其分支，此外还有舌下神经及其降支、迷走神经及其分支、副神经以及部分颈深淋巴结等（图1-12）。

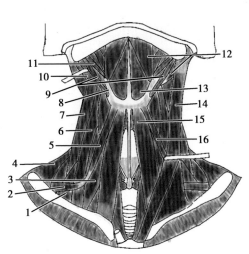

图 1-11　舌骨上肌群

1. 后斜角肌；2. 肩胛舌骨肌下腹；3. 前斜角肌；4. 斜方肌；5. 肩胛舌骨肌上腹；6. 中斜角肌；7. 肩胛提肌；8. 滑车；9. 茎突舌骨肌；10. 二腹肌后腹；11. 茎突舌肌；12. 二腹肌前腹和后腹；13. 下颌舌骨肌（深面为颏舌骨肌）；14. 胸锁乳突肌；15. 胸骨舌骨肌；16. 肩胛舌骨肌

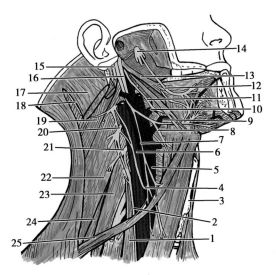

图 1-12　颈动脉三角

1. 前斜角肌；2. 膈神经；3. 环状软骨；4. 颈袢；5. 颈总动脉；6. 颈内静脉；7. 颈袢上根；8. 舌下神经；9. 舌动脉；10. 面动脉；11. 舌咽神经；12. 舌神经；13. 茎突舌骨肌；14. 下颌神经；15. 副神经；16. 迷走神经；17. 胸锁乳突肌；18. 枕小神经；19. 头夹肌；20. 第3颈神经前支；21. 第4颈神经前支；22. 肩胛提肌；23. 中斜角肌；24. 后斜角肌；25. 肩胛舌骨肌下腹

① 颈总动脉　为颈部主要动脉干，右侧颈总动脉发自头臂干，左侧颈总动脉直接起自主动脉弓，但在起始处常有变异。其位于颈内静脉内侧，平甲状软骨上缘处分为颈内动脉和颈外动脉，但分叉高度也常有变异。颈总动脉在颈内、外动脉分叉处有颈动脉窦和颈动脉小球两个结构。

a. 颈动脉窦：为颈内动脉起始部和颈总动脉的末端膨大部分，窦壁内有压力感受器，舌咽神经的颈动脉窦支分布于此，受刺激后可引起反射性心搏减慢、血管扩张和血压下降。

b. 颈动脉小球：在颈总动脉分叉处的后方借结缔组织连有一个米粒大小的扁椭圆形小体，称为颈动脉小球，是化学感受器，可以感受血液中的二氧化碳分压，当血二氧化碳分压升高时，可反射性引起呼吸加快、加深。

② 颈内动脉　自颈总动脉发出后，初位于颈外动脉后、外侧上行，后逐渐行于颈外动脉后方，在二腹肌后腹深面垂直上升，经颅底颈动脉管进入颅内。该动脉在颈部无分支，在颈动脉三角处被胸锁乳突肌覆盖，并有舌下神经跨过其外侧面。

③ 颈外动脉　其自颈总动脉发出后，经二腹肌后腹深面上行，穿腮腺至下颌颈处分为颞浅动脉和上颌动脉两个终末支。在颈动脉三角处发出甲状腺上动脉、舌动脉及面动脉等分支。经二腹肌后腹下缘处向后上方发出枕动脉；自颈外动脉起始段的内侧发出咽升动脉，其走行向上。通常两侧颈外动脉之间有着广泛的吻合支，某些情况下（如止血、清创或一侧出现断裂等），结扎一侧颈外动脉不会导致严重障碍（图1-13）。

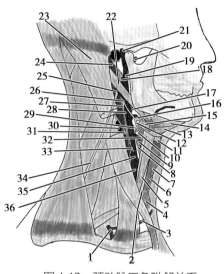

图1-13　颈动脉三角毗邻关系

1. 颈外静脉；2. 胸骨甲状肌；3. 颈前静脉；4. 甲状腺峡部；5. 肩胛舌骨肌前腹；6. 环状软骨；7. 甲状软骨；8. 喉上神经外支；9. 甲状腺上动脉；10. 喉上神经内支；11. 胸骨舌骨肌；12. 甲状舌骨神经；13. 下颌舌骨肌；14. 二腹肌前腹；15. 茎突舌骨肌；16. 舌动脉；17. 面动脉；18. 耳后动脉；19. 颈外动脉；20. 上颌动脉；21. 颞浅动脉；22. 二腹肌后腹；23. 胸锁乳突肌；24. 颈内静脉；25. 枕动脉；26. 舌下神经；27. 舌下神经降支；28. 颈内动脉；29. 喉上神经（总）；30. 颈深淋巴结；31. 颈神经；32. 甲状舌骨肌；33. 颈袢；34. 副神经；35. 甲状腺上静脉；36. 颈总动脉

④ 颈内静脉　初伴颈内动脉下降，位于动脉后方，下行后逐渐转向其外侧，而后伴颈总动脉外侧下行。下降至胸锁关节后方与锁骨下静脉一同汇合为头臂干。颈内静脉损伤时要警惕有空气栓塞可能，因其管腔紧贴颈动脉鞘，加之胸膜腔负压吸引，可导致气体进入。颈外静脉属支基本同颈外动脉类似。

⑤ 迷走神经　其在颈部颈动脉鞘内，行于颈内动脉、颈总动脉和颈内静脉之间靠后方，降至颈根部，经锁骨下动静脉之间入胸腔（左迷走神经经左颈总动脉和左头臂静脉之间下行）。在行颈部血管结扎手术、切断颈内静脉近心端或行血管分离时，都要仔细操作，防止损伤迷走神经。其在颈部的主要分支是喉上神经，喉内支经甲状舌骨膜入喉，支配声门裂以上的喉黏膜，喉外支支配环甲肌。

⑥ 副神经　为运动型神经，起自延髓根和脊髓根，经二腹肌后腹深面，自颈内动脉、颈内静脉之间穿出转向外侧，行于胸锁乳突肌的深面并分出一支入该肌，终支于胸锁乳突肌后缘中、上1/3处浅出，于斜方肌前缘中、下1/3处入该肌，分支支配此两肌（图1-13）。

⑦ 舌下神经、颈袢　舌下神经位于颈内动、静脉之间，副神经的内侧，沿二腹肌后腹下缘下行，越过颈内、外动脉及其分支浅出，发出舌下神经降支（又名颈袢上根，实则为第 1 颈神经前支的部分纤维先随舌下神经走行，至颈动脉三角内离开此神经），沿颈内动脉和颈总动脉浅面下行。而来自颈丛第 2、3 颈神经前支的部分纤维组成颈袢下根，沿颈内静脉浅面或深面下行，上下两根在颈动脉鞘表面构成了颈袢。颈袢位于肩胛舌骨肌中间腱的上缘附近，高度大致平环状软骨弓，其发出肌支支配肩胛舌骨肌、胸骨舌骨肌和胸骨甲状肌。甲状腺手术时通常平环状软骨切断舌骨下的这些肌肉，可避免损伤颈袢。

⑧ 二腹肌后腹　是颈动脉三角和下颌下三角的分界线，也是颌面部与颈部手术的重要标志。二腹肌后腹浅面及上缘有耳大神经和面总静脉的属支，耳后动脉及面神经颈支走行；其深面及下缘有颈内动脉、颈内静脉、枕动脉、三条脑神经（迷走神经、副神经、舌下神经）以及颈交感干穿行（图 1-14）。

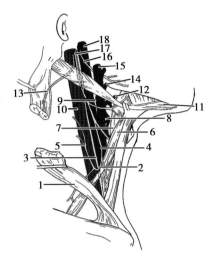

图 1-14　二腹肌后腹毗邻关系

1. 胸锁乳突肌；2. 颈袢；3. 迷走神经；4. 颈袢上根；5. 颈袢下根；6. 肩胛舌骨肌；7. 甲状舌骨肌；8. 甲状腺上动脉；9. 枕动脉；10. 颈内静脉；11. 二腹肌前腹；12. 舌动脉；13. 副神经；14. 面动脉；15. 颈外动脉；16. 舌咽神经；17. 舌下神经；18. 颈内动脉

⑨ 颈交感干和交感神经节　主要由颈上、中、下交感神经节 3~4 个大小不等的神经节（中国人以 4 个神经节多见，分别是颈上神经节、颈中神经节、颈中间神经节以及颈下神经节）及其节间支组成，位于颈动脉鞘后内侧，脊柱的两侧，被覆椎前筋膜。与迷走神经形态不同，交感干较细，颈部手术时需防止损伤颈交感干，如不慎损伤或麻醉颈交感干或颈下神经节，则可导致霍纳综合征。

**（2）肌三角**

**境界：** 肌三角位于颈前正中线、胸锁乳突肌前缘和肩胛舌骨肌上腹之间。

**内容：** 肌三角内含有位于浅层的胸骨舌骨肌和肩胛舌骨肌上腹，位于深层的胸骨甲状肌和甲状舌骨肌，以及位于气管前筋膜深部的甲状腺、甲状旁腺、咽、喉、气管颈部和食管颈部等器官。

① 甲状腺

a. 形态与被膜：甲状腺呈"H"形，分为左、右两侧叶及中间的甲状腺峡。中国人甲状腺形态常出现变异。甲状腺被气管前筋膜包裹，形成甲状腺假被膜，即甲状腺鞘。甲状腺的外膜称为真被膜即纤维囊，二者之间为囊鞘间隙，内有疏松结缔组织、血管、神经及甲状旁腺。吞咽时，甲状腺可随喉部上下移动。

b. 位置与毗邻：甲状腺的两侧叶位于喉下部和气管颈部的前外侧，上端达甲状软骨中部，下端至第 6 气管软骨。甲状腺峡位于第 2~4 气管软骨的前方（图 1-15）。

② 甲状腺上动脉　甲状腺上动脉发出后行向前下，伴喉上神经沿甲状软骨外侧，经颈动脉三角，继续向前下，经肩胛舌骨肌、胸骨舌骨肌和胸骨甲状肌深面，其内侧与咽下

缩肌和喉上神经喉外支相邻，下行至甲状腺侧叶上极，在此处分为前、后两支，分别进入甲状腺侧叶前、后面，在甲状腺上极附近发出环甲肌支，在甲状腺侧叶内侧缘和峡部上缘行向中线，与对侧的同名动脉吻合。除发出环甲肌支外，甲状腺上动脉在走行过程中还发出舌骨支、喉上动脉和胸锁乳突肌动脉等分支。

③ 喉上神经　为迷走神经的分支，沿咽侧壁下行，于舌骨大角处分为内、外两支。内支伴喉上动脉穿甲状舌骨膜入喉，分布于声门裂以上的喉黏膜及会厌和舌根等处；外支伴甲状腺上动脉行向前下方，较为细小，在距离甲状腺上极约 0.5~1.0cm 处离开动脉弯向内侧，发出肌支支配环甲肌及咽下缩肌。因此在甲状腺次全切除术结扎甲状腺下动脉时，应紧贴上极进行操作，以免损伤喉上神经。

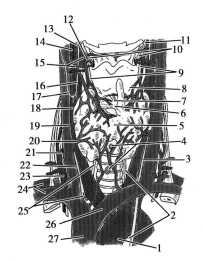

图 1-15　甲状腺的毗邻

1. 主动脉弓；2. 左喉返神经；3. 左迷走神经；4. 气管前淋巴结；5. 甲状腺；6. 环状软骨；7. 环甲肌；8. 甲状软骨；9. 喉上神经外支；10. 喉上神经内支；11. 喉上神经；12. 喉上动脉；13. 颈外动脉；14. 颈内动脉；15. 甲状腺上动、静脉；16. 颈袢上根；17. 颈袢下根；18. 颈总动脉；19. 颈内静脉；20. 甲状腺中静脉；21. 甲状腺中动脉；22. 右迷走神经；23. 甲状颈干；24. 锁骨下动、静脉；25. 右喉返神经；26. 头臂静脉；27. 上腔静脉

④ 甲状腺下动脉　甲状腺下动脉起自锁骨下动脉，呈弓形横过颈总动脉的后方，再分支进入甲状腺两叶的背面。有时尚有一不对称的甲状腺最下动脉，起自头臂干或主动脉弓，在气管前面上行至甲状腺峡部或一叶的下极。该动脉与甲状腺上动脉互有吻合支。

⑤ 喉返神经　同样为迷走神经的分支。左喉返神经勾绕主动脉弓至其后方，右喉返神经勾绕右锁骨下动脉至其后方，两者均在食管旁沟上行，其终末支也称喉下神经。其运动纤维支配除环甲肌以外的所有喉肌，感觉纤维分布于声门裂以下的喉黏膜。通常来说，左喉返神经较右侧长且位置深，多在甲状腺下动脉后方与其交叉；右喉返神经多在甲状腺下动脉前方交叉或该动脉的两个分支之间。两侧喉返神经入喉前通常经过环甲关节后方，故甲状软骨下角可以作为显露喉返神经的标志。由于喉返神经在甲状腺下极与动脉关系较为复杂，因此在行甲状腺次全切除术结扎甲状腺下动脉时，应远离甲状腺下端，以免损伤喉返神经而导致声音嘶哑（图 1-16）。

⑥ 舌骨下区肌群　位于颈前部、舌骨下方正中线的两旁，居于喉、气管和甲状腺的前方，每侧有 4 块肌肉，分为深、浅两层排列，各肌肉的起止点与其名字相一致。舌骨下肌群的作用是下降舌骨和喉。

a. 胸骨舌骨肌：位于颈部正中线的两侧，为薄片带状肌。

b. 肩胛舌骨肌：位于胸骨舌骨肌的外侧，为一细长带状肌，分为上腹和下腹，由位于胸锁乳突肌下部深面的中间腱相连。

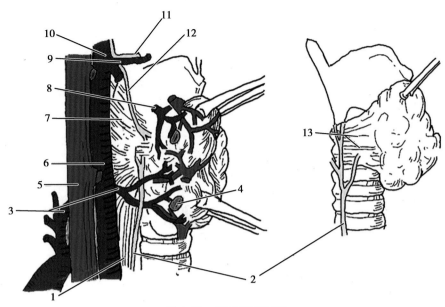

图 1-16　甲状腺侧面观

1. 食管；2. 喉返神经；3. 甲状腺下动脉；4. 甲状旁腺；5. 颈内静脉；6. 颈总动脉；7. 咽下缩肌；8. 甲状腺上动脉；9. 喉上动脉；10. 颈外动脉；11. 喉上神经内支；12. 喉上神经外支；13. 甲状腺悬韧带

　　c. 胸骨甲状肌：位于胸骨舌骨肌的深面。

　　d. 甲状舌骨肌：位于胸骨甲状肌的上方，胸骨舌骨肌的深面。

## 1.4.3　胸锁乳突肌区

　　胸锁乳突肌区是指该肌在颈部所在的区域。其胸骨头起自胸骨柄前面，锁骨头起自锁骨内 1/3 上缘。两头间的三角形间隙适在胸锁关节上方，在体表即锁骨上小窝。该肌行向上后外方，止于乳突外面及上项线外侧 1/3。由甲状腺上动脉等发出分支营养，由副神经及第 2、3 颈神经前支支配。该区内分布有副神经、颈袢、颈丛等（图 1-17）。

　　① 副神经　在胸锁乳突肌上部前缘的深面，副神经进入胸锁乳突肌。副神经发出分支，斜越颈外侧区至斜方肌。

　　② 颈袢　由第 1~3 颈神经前支的分支构成。由于第 1 颈神经前支有部分纤维先随舌下神经下降，至颈动脉三角内与其分道扬镳，称为舌下神经降支，又名颈袢上根，沿颈内动脉和颈总动脉浅面下行。来自颈丛第 2、3 颈神

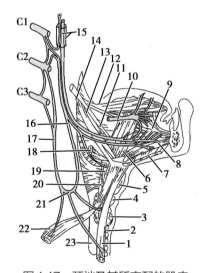

图 1-17　颈袢及其所支配的肌肉

1. 胸骨舌骨肌；2. 气管；3. 甲状腺峡；4. 环状软骨；5. 甲状软骨；6. 舌骨肌；7. 下颌舌骨肌；8. 颏舌骨肌；9. 颏舌肌；10. 舌神经；11. 茎突舌骨韧带；12. 茎突舌肌；13. 茎突咽肌；14. 茎突舌骨肌；15. 舌下神经及舌下神经管；16. 颈袢上根；17. 颈袢下根；18. 二腹肌；19. 甲状舌骨肌；20. 胸骨甲状肌；21. 颈袢；22. 肩胛舌骨肌；23. 食管

经前支的部分纤维组成颈袢下根，沿颈内静脉浅面（有时在深面）下行，上下两根在颈动脉鞘表面合成颈袢。颈袢位于肩胛舌骨肌中间腱附近水平，约平环状软骨弓水平。

③ 颈丛　由第1~4颈神经的前支相互交织而成。该丛位于胸锁乳突肌上段深面，中斜角肌和肩胛提肌起始端的前方。分支有皮支和肌支，膈神经是其主要分支。

### 1.4.4　颈根部

颈根部是指颈部、胸部及腋区的相邻区域，由进出胸廓上口的诸结构组成。其前界为胸骨柄，后界为第1胸椎椎体，两侧为第1肋。其中心标志是前斜角肌，此肌前内侧主要是走行于颈、胸之间的纵行结构，如颈总动脉、颈内静脉、迷走神经、膈神经、颈交感干、胸导管和胸膜顶等；前、后方及外侧主要是走行于胸、颈与上肢间的横行结构，如锁骨下动脉、静脉和臂丛等（图1-18）。

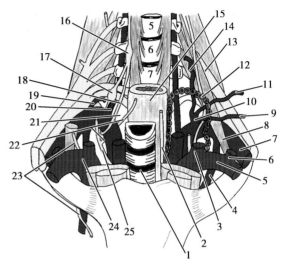

图1-18　颈根部结构

1. 气管；2. 左喉返神经；3. 颈内静脉；4. 胸廓内动脉；5. 锁骨下静脉；6. 颈外静脉；7. 锁骨下动脉；8. 前斜角肌；9. 肩胛上动脉；10. 甲状颈干；11. 颈浅动脉；12. 胸导管；13. 臂丛上干；14. 甲状腺下动脉；15. 食管；16. 颈中神经节；17. 颈下神经节；18. 锁骨下袢；19. 肋颈干；20. 椎动脉；21. 胸膜顶；22. 右喉返神经；23. 膈神经；24. 右头臂静脉；25. 迷走神经

① 胸膜顶　为覆盖肺尖部的壁胸膜，突入颈根部，高出锁骨内侧1/3上缘2~3cm。前、中、后斜角肌覆盖其前、外及后方。其前方邻接锁骨下动脉及其分支、膈神经、迷走神经、锁骨下静脉、食管；后方贴靠第1、2肋，颈交感干和第1胸神经前支；外侧邻臂丛；内侧邻气管、食管，左侧还有胸导管和左喉返神经；上方从第7颈椎横突、第1胸椎椎体连至胸膜顶的筋膜，称为胸膜上膜（又称Sibson筋膜），起悬吊作用。当行肺萎陷手术时，须切断上述筋膜，才能使肺萎陷。

② 锁骨下动脉　左侧起自主动脉弓，右侧于胸锁关节后方起自头臂干，于第1肋外侧缘续于腋动脉。以前斜角肌为界，锁骨下动脉分为3段：第1段自起始处至前斜角肌内侧缘，第2段在前斜角肌后方，第3段自前斜角肌外侧缘至第1肋骨外侧缘。

锁骨下动脉的主要分支如下：

a. 椎动脉：起自锁骨下动脉第1段，沿前斜角肌内侧上行于胸膜顶的前面，穿经上位6个颈椎横突孔，经枕骨大孔入颅，分布于脑、脊髓和内耳。

b. 胸廓内动脉：在胸膜顶的前方，正对椎动脉起始处发自锁骨下动脉下壁，经锁骨下静脉后方下行入胸壁。

c. 甲状颈干（分支发出甲状腺下动脉、肩胛下动脉和颈横动脉）：起自锁骨下动脉上壁。

d. 肋颈干（分支发出颈深动脉和肋间最上动脉）：起自锁骨下动脉第1或第2段后壁。

③ 胸导管与右淋巴导管　胸导管沿食管左侧出胸腔上口至颈根部，平第7颈椎高度，形成胸导管弓。其前方为颈动脉鞘，后方有椎动脉、椎静脉、颈交感干、甲状颈干、膈神经和锁骨下动脉。大多数情况下，胸导管弯曲向下注入左静脉角，有时也可注入左颈内静脉或左锁骨下静脉。左颈干、左锁骨下干及左支气管纵隔干通常注入胸导管末端，也可单独注入静脉。右淋巴导管（出现率约为20%）长约1.0~1.5cm，居于右颈根部，接受右颈干、右锁骨下干和右支气管纵隔干，注入右静脉角。

④ 锁骨下静脉　自第1肋外侧缘续于腋静脉，其主要收集颈外静脉和肩胛上静脉等属支。沿第1肋外侧，经锁骨与前斜角肌之间走行，向内侧与颈内静脉汇合成头臂静脉，锁骨下静脉与颈内静脉汇合处为**静脉角**。由于锁骨下静脉壁与第1肋、锁骨下肌、前斜角肌的筋膜相连，损伤破裂后因张力过大难以闭合，故损伤后易导致气体栓塞；锁骨下静脉与锁骨下动脉第1段都紧贴第1肋，如同时伤及两根血管，则可致动静脉瘘。临床上，常用锁骨中点下方和第1肋之间作为锁骨下静脉的穿刺点，以方便进行长期输液、心导管插管和中心静脉压测定等（图1-19）。

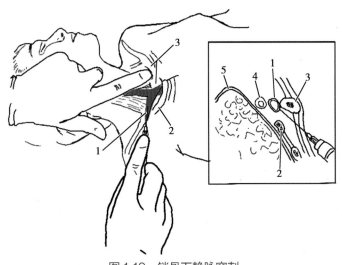

**图1-19　锁骨下静脉穿刺**
1. 锁骨下静脉；2. 第1肋；3. 锁骨；4. 锁骨下动脉；5. 胸膜顶

⑤ 迷走神经　右迷走神经下行于右颈总动脉和右颈内静脉之间，经右锁骨下动脉第1段前面时发出右喉返神经，勾绕右锁骨下动脉的下面和后方，而后返回颈部。左迷走神经在左颈总动脉和左颈内静脉之间下行入胸腔。

⑥ 膈神经　位于前斜角肌前方，椎前筋膜深面，由第3~5颈神经前支组成，向内下方斜降下行；其前方有胸锁乳突肌、肩胛舌骨肌中间腱、颈内静脉、颈横动脉和肩胛上动脉；左侧前方还邻接胸导管弓；内侧有颈升动脉上行。该神经在颈根部经胸膜顶的前内侧、迷走神经的外侧，穿锁骨下动、静脉之间入胸腔。

膈神经的起始部常发生变异形成**副膈神经**，其出现率为48%，多起自第5颈神

（48.7%）或第 6 颈神经（27.6%），在膈神经的外侧下行（85.2%），经锁骨下静脉的后方入胸腔。副膈神经在锁骨下静脉的下方与膈神经汇合者占多数（57.1%）。

⑦ 椎动脉三角　内侧界为颈长肌，外侧界为前斜角肌，下界为锁骨下动脉第 1 段围成的一个三角，其尖为第 6 颈椎横突前结节。三角的后方有第 7 颈椎横突、第 8 颈神经前支及第 1 肋颈；前方有迷走神经、颈动脉鞘、膈神经以及胸导管弓（左侧）。三角内的主要结构有：胸膜顶、椎动脉、椎静脉、甲状颈干、甲状腺下动脉、颈交感干及颈胸神经节等。

颈根部肌群可分为内、外侧肌群。

外侧群位于脊柱颈段的两侧，有**前斜角肌**、**中斜角肌**和**后斜角肌**。各肌均起自颈椎横突；前、中斜角肌止于第 1 肋，后斜角肌止于第 2 肋。前、中斜角肌与第 1 肋之间的间隙为**斜角肌间隙**，有锁骨下动脉和臂丛神经通过。当胸廓固定时，一侧斜角肌收缩使颈向同侧屈，两侧同时收缩使颈前屈；当颈部固定时，双侧肌收缩可上提第 1、2 肋助吸气。

内侧群位于脊柱颈段前面、正中线的两侧，每侧有头长肌、颈长肌、头前直肌和头外侧直肌共 4 块肌。其中，一侧头长肌和颈长肌收缩使颈部向同侧屈，两侧同时收缩使颈前屈。

## 1.4.5　颈外侧区

颈外侧区是由胸锁乳突肌后缘、斜方肌前缘和锁骨中 1/3 上缘围成的三角区。该区域被肩胛舌骨肌下腹分为上方较大的枕三角和下方较小的锁骨上三角。

### 1.4.5.1　枕三角

枕三角又称肩胛舌骨肌斜方肌三角，位于胸锁乳突肌后缘、斜方肌前缘与肩胛舌骨肌下腹上缘之间。三角的浅面依次为皮肤、浅筋膜和封套筋膜；深面为椎前筋膜及其覆盖的前斜角肌、中斜角肌、后斜角肌、头夹肌和肩胛提肌（图 1-20）。

① 副神经　自颈静脉孔出颅后，沿颈内静脉前外侧下行，经二腹肌后腹深面，在胸锁乳突肌上部前缘穿入并发出肌支支配该肌。其主干在胸锁乳突肌后缘上、中 1/3 交点处进入枕三角，有枕小神经勾绕，这是确定副神经的标志之一。在枕三角内，该神经沿肩胛提肌表面，经枕三角中份，向外下方斜行，此段位置表浅，周围有淋巴组织，在进行颈部淋巴结

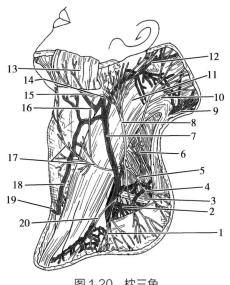

图 1-20　枕三角

1. 锁骨上中下神经；2. 颈横静脉；3. 肩胛舌骨肌；4. 锁骨上外侧神经；5. 颈丛肌支；6. 副神经；7. 颈外静脉；8. 耳大神经；9. 枕大神经；10. 枕小神经；11. 胸锁乳突肌；12. 耳后静脉；13. 颈阔肌；14. 下颌后静脉；15. 面神经颈支；16. 面神经交通支；17. 颈横神经；18. 颈前静脉；19. 颈静脉弓；20. 锁骨上内侧神经

清除术时应避免损伤副神经。其下行在进入斜方肌前缘中、下 1/3 交界处时发出肌支支配该肌。

② 颈丛和臂丛的分支 颈丛皮支在胸锁乳突肌后缘中点处穿封套筋膜浅出，分布于头、颈、胸前上部及肩上部的皮肤。臂丛分支有支配菱形肌的肩胛背神经，该神经位于副神经与臂丛上缘之间，略与副神经平行，但居椎前筋膜深面，可与副神经鉴别。此外，还有支配冈上肌的肩胛上神经，以及入腋区支配前锯肌的胸长神经等。

### 1.4.5.2 锁骨上三角

**(1) 境界**

锁骨上三角即肩胛舌骨肌锁骨三角，位于锁骨、胸锁乳突肌和肩胛舌骨肌之间。

**(2) 内容及毗邻**

锁骨上三角的中心结构是前斜角肌，其前方有纵行的膈神经、横行的锁骨下静脉及其属支和锁骨下动脉的两条分支，即肩胛上动脉和颈横动脉。此两条动脉将膈神经紧紧缠绕固定在前斜角肌表面，向外延伸并横过臂丛的表面。膈神经由前斜角肌的外缘向内下行至其内缘，其表面被覆椎前筋膜，此筋膜分隔了横过其前方的颈横动脉、肩胛上动脉、淋巴导管和三大静脉（锁骨下静脉、颈内静脉和头臂静脉）的汇合部。前斜角肌的后方由上至下为臂丛和锁骨下动脉第 2 段。肋颈干由肌的后方发出，其中的一个分支颈深动脉经第 7 颈椎横突与第 1 肋间进入项部（图 1-21）。

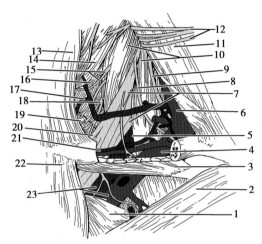

图 1-21 锁骨上三角内容

1. 胸小肌；2. 胸大肌；3. 锁骨下肌；4. 锁骨下静脉；5. 锁骨下动脉；6. 颈内静脉；7. 臂丛；8. 副神经；9. 膈神经；10. 前、中斜角肌；11. 胸锁乳突肌；12. 颈丛分支；13. 斜方肌；14. 肩胛提肌；15. 第 5 颈神经分支；16. 后斜角肌；17. 颈横动脉；18. 第 6 颈神经分支；19. 前锯肌；20. 肩胛上神经；21. 肩胛上动脉；22. 三角肌；23. 腋动、静脉

## 1.4.6 颈筋膜及筋膜间隙

**颈筋膜**是位于浅筋膜和颈阔肌深面的**深筋膜**，包绕颈项部的肌肉、血管、神经及器官，形成浅、中、深 3 层以及成对的颈动脉鞘，各层之间由疏松的结缔组织构成筋膜间隙（图 1-22）。

**(1) 浅层**

颈深筋膜的浅层又称封套层（封套筋膜）。其环绕整个颈部，向上附于枕骨上项线与乳突；向下附于颈、胸和上肢交界线（肩峰、锁骨及胸骨柄）；向前在舌骨下肌群表面的颈前正中线处相续构成颈白线；向两侧包绕斜方肌和胸锁乳突肌并形成对应的肌鞘；后部附着于项韧带和第 7 颈椎棘突，至此包绕成一个完整的封套结构。在舌骨上部此筋膜分为深浅两层，包裹二腹肌前腹和下颌下腺；在面后部的深浅两层包绕腮腺。在颈静脉切迹上方，也分为深浅两层，分别附着于颈静脉切迹的前、后缘，两者之间称为胸骨上间隙，内含颈静脉弓及淋巴结。

**（2）中层**

**颈深筋膜的中层又称气管前筋膜。**此筋膜位于舌骨下肌群深面，包裹着咽、喉、食管颈部、气管颈部、甲状腺和甲状旁腺等器官，并形成甲状腺鞘（甲状腺假被膜），故又称**内脏筋膜**。在前下部覆盖气管者称为**气管前筋膜**；后上部覆盖颊肌和咽缩肌者称为**颊咽筋膜**。气管前筋膜与气管颈部之间为**气管前间隙**，内有甲状腺最下

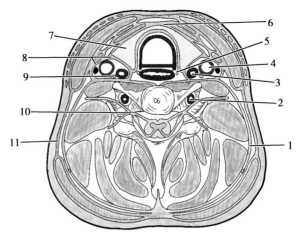

图1-22　颈筋膜横断面

1. 椎前筋膜；2. 椎动脉；3. 颈内动脉；4. 颈内静脉；5. 喉返神经；6. 气管前筋膜；7. 甲状腺；8. 颈动脉鞘；9. 迷走神经；10. 脊神经；11. 封套筋膜

动脉、甲状腺下静脉和甲状腺奇静脉丛等。气管前筋膜向上附于环状软骨弓、甲状软骨斜线及舌骨，向下越过气管前面及两侧入胸腔，与纤维性心包上部融合。

**（3）深层**

颈深筋膜的深层又称**椎前筋膜**。位于颈深肌群浅面，被覆椎前肌、前斜角肌、中斜角肌、肩胛提肌、臂丛及锁骨下血管，构成颈外侧三角的底面，并向下方伸展，包绕锁骨下动静脉及臂丛与腋鞘相续。其向上附着于颅底，向下与脊柱的前纵韧带融合。椎前筋膜与咽后壁之间的间隙称为**咽后间隙**，当此处有脓肿时可向前方的咽腔突出，患者可出现吞咽和发音困难，当感染严重时可向下蔓延至后纵隔。椎前筋膜与脊柱颈部之间有**椎前间隙**，颈椎结核的脓肿、脓液多集聚于此，也可顺此间隙向下蔓延至后纵隔、向两侧扩散至颈侧部或穿破椎前筋膜至咽后间隙。

**（4）颈动脉鞘**

颈动脉鞘实质上是由气管前筋膜向两侧延续并包绕颈总动脉、颈内动脉、颈内静脉和迷走神经等形成的筋膜鞘。该鞘上起自颅底，下接纵隔，周围由疏松的结缔组织与颈筋膜的浅层和深层相连，鞘内有纵行的纤维将动静脉分开，迷走神经在动脉、静脉之间的后方。

## 参考文献

［1］ Borsetto D, Fussey J, Mavuti J, et al. Penetrating neck trauma: radiological predictors of vascular injury. Eur Arch Otorhinolaryngol, 2019, 276 (9): 2541-2547. doi: 10. 1007/s00405-019-05517-2. Epub 2019 Jun 19. PMID: 31218447.

［2］ Graves MJ, Henry BM, Hsieh WC, et al. Origin and prevalence of the accessory phrenic nerve: A meta-analysis and clinical appraisal. Clin Anat, 2017, 30 (8): 1077-1082. doi: 10. 1002/ca. 22956. Epub 2017 Aug 16. PMID: 28726261.

[3] Petrone P, Velaz-Pardo L, Gendy A, et al. Diagnosis, management and treatment of neck trauma. Cir Esp (Engl Ed), 2019, 97 (9): 489-500. English, Spanish. doi: 10. 1016/j. ciresp. 2019. 06. 001. Epub 2019 Jul 27. PMID: 31358299.

[4] Freitas CAF, Santos LRMD, Santos AN, et al. Anatomical study of jugular foramen in the neck. Braz J Otorhinolaryngol, 2020, 86 (1): 44-48. doi: 10. 1016/j. bjorl. 2018. 09. 004. Epub 2018 Oct 9. PMID: 30348503; PMCID: PMC9422587.

[5] Alao T, Waseem M. Neck Trauma. StatPearls [Internet]. Treasure Island (FL): StatPearls Publishing, 2023, 1. PMID: 29261998.

[6] Bitar G, Touska P. Imaging in trauma of the facial skeleton and soft tissues of the neck. Br J Hosp Med (Lond), 2020, 81 (6): 1-15. doi: 10. 12968/hmed. 2020. 0008. Epub 2020 Jun 12. PMID: 32589540.

[7] Cui D, Lynch JC, Smith AD, et al. Stereoscopic vascular models of the head and neck: A computed tomography angiography visualization. Anat Sci Educ, 2016, 9 (2): 179-185. doi: 10. 1002/ase. 1537. Epub 2015 Apr 30. PMID: 25929248.

[8] 郭伟，刘杰．颈部血管创伤诊断及治疗．中国实用外科杂志，2014, 34 (12): 1133-1136.

[9] 梁汉生，李清月．头颈部创伤患者气道管理的研究进展．中国医药导刊，2023, 25 (01): 28-34.

[10] 梁成文，项涛，华成舸等．以手术模拟为基础的头颈部解剖教学．中国医学教育技术，2014, 28 (03): 320-322. DOI: 10. 13566/j. cnki. cmet. cn61-1317/g4. 201403026.

[11] 丁自海，王曾涛．血管外科临床解剖学．2 版．济南：山东科学技术出版社，2020.

[12] 丁文龙，刘学政．系统解剖学(五年制)．9 版．北京：人民卫生出版社，2018.

[13] 崔慧先，李瑞锡．局部解剖学(五年制)．9 版．北京：人民卫生出版社，2018.

# 2. 颈部血管创伤特点及救治进展

## 2.1 概述

　　颈部是人体重要且组织结构复杂的区域，器官组织众多，一旦发生损伤常导致较高的并发症发生率和病死率。颈部与胸肋部相比，没有外周环绕的骨骼作保护，由于颈部的特殊结构，颈部外伤时常合并血管损伤，一旦出现颈部血管大出血往往缺乏简单有效的止血手段，无法像四肢部位那样应用止血带止血，加压包扎止血时亦要考虑众多因素。颈部血管损伤占主干血管损伤的 5%~10%，病死率为 11%~21%，90% 为穿透伤所致，颈部血管损伤后不仅可能导致严重出血、假性动脉瘤、外伤性动静脉瘘等后果，而且由于颈部血管毗邻气管，形成的血肿易压迫气管引起窒息。此外，颈部动脉血管损伤可直接影响脑的血供，引起大脑缺血，导致严重后果甚至危及生命。损伤本身或救治过程中处理不善又极易造成继发损伤，引起严重神经并发症，颈部血管损伤的部位与严重程度往往与预后密切相关。

　　Monson 将颈部的血管损伤划分为三个区域（为方便叙述称为"原分区"）：颈 I 区为胸骨切迹到锁骨上 1cm，此区血管手术显露较困难，血管损伤修复也较复杂；颈 II 区为锁骨上 1cm 到下颌角，颈部的血管损伤多发生在此区内，其诊断和治疗相对容易；颈 III 区为下颌角到颅底，此区血管损伤常伴颅脑外伤。近年来逐渐发现，由于 II 区下部位置较深，手术解剖困难，该分区对治疗方式的选择存在一定的不足，有学者便基于 Monson 等提出的分区进行改良。仍分三个区，但对 I 区范围进行了扩大，向上扩大到环状软骨水平。此分区对治疗方式的选择更具有指导意义。临床可以根据颈部损伤的解剖位置及严重程度对该部位可能受损的血管做一个初步的判断，从而为后续的诊疗工作确定方向（图 2-1）。

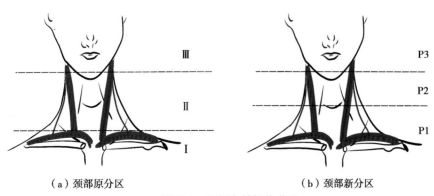

（a）颈部原分区　　　　　　　　　　（b）颈部新分区

图 2-1　颈部血管损伤分区

## 2.2 颈部血管创伤分类及特点

颈部血管损伤主要由开放性损伤、钝性损伤及医源性损伤引起。其中开放性损伤占多数，主要由枪弹伤和刀等锐性物体刺伤引起，多见于颈Ⅱ区的颈总动脉、颈内动脉；钝性损伤则常由钝性物体打击或者震波冲击引起，多累及颈内静脉、椎动脉和颈外动脉。医源性损伤相对较少见，可由静脉导管穿刺、手术损伤、放疗等引起。颈部血管如图1-3所示。

开放性损伤因血管管壁的连续性受到破坏，管壁部分缺损时断裂的血管肌层回缩可导致裂口扩大，血液从伤口大量涌出而出现失血性休克。钝性损伤时根据管壁受到暴力的大小可使管壁出现不同程度的挫伤。有时血管表面并无明显损伤，但血管壁层可能已经出现损伤，导致内膜撕裂、壁间血肿形成，内膜损伤导致血小板聚集形成血栓。颈总、颈内动脉损伤导致脑供血不足而诱发神经系统症状，提示预后不良。大的开放性损伤有气体栓塞、血栓形成的危险，钝性损伤起病隐匿，数小时后可因血栓形成而出现脑卒中和梗死的神经系统表现。

颈部血管创伤处理不善时后期可发生创伤性动脉瘤或动静脉瘘及血肿，创伤性动脉瘤、血肿可逐渐增大，压迫邻近器官如食管、气道、甲状腺和神经。对于颈部大出血、血肿形成或气道损伤所致呼吸道狭窄、堵塞，应注意评估患者气道情况，必要时行气管插管或紧急气管切开。

### 2.2.1 动脉损伤

#### 2.2.1.1 颈动脉损伤

开放性损伤常起病急，病程短，若伤口大且深，动脉血大量涌出可导致失血性休克，在压迫颈总动脉出血点时，时间不宜过长，以2~3分钟为宜，因压迫颈总动脉可反射性引起心动过缓及心律失常，甚者可因脑缺氧时间过长而引起偏瘫、失语、肢体活动障碍等并发症。若伤口较小，出血淤积在皮下或更深层难以排出，则易导致血肿压迫引起窒息，或者血肿局限，出血停止后转变为颈动脉闭塞或假性动脉瘤。

近年来，随着介入操作和颈部疑难复杂手术的开展日益增多，医源性颈动脉损伤呈增长趋势，其中大多亦属于开放性损伤。钝性损伤起病急或隐匿，病程可长可短，致伤因素多样。例如打架斗殴时的钝器击打、交通事故、高处跌落、颈部推拿按摩等可引起颈部钝性损伤。由于爆炸以及战场爆破等产生的强大震波，也可导致颈动脉不同程度和类型的损伤。钝性伤发生后，可导致颈动脉形成夹层或者血栓形成，使得血流受限，可引起缺血性脑卒中，而颈部大血肿压迫气管可引起窒息。因迷走神经与颈动脉伴行，颈动脉损伤时应注意有无迷走神经损伤。

双侧颈动脉承担约70%的头向供血，故颈动脉受损依严重程度可产生相应的后果。可根据血液循环稳定和不稳定两种情况对患者的病情做大致的评估，为患者的救治争取时间。由于部分颈动脉损伤患者临床表现不典型或不明显，通过影像技术评估血管损伤非常必要，可以通过颈部彩超、颈部CT血管成像（computed tomography angiography，CTA）、数字减影血管造影（digital subtraction angiography，DSA）等明确颈部血管损伤情况，对伴有血液循环不稳定的休克患者，考虑大血管出血可能性大，需紧急手术。

#### 2.2.1.2 锁骨下动脉损伤

锁骨下动脉损伤常伴有肩关节脱位、锁骨骨折、臂丛神经损伤。锁骨下动脉由于位置较深，损伤发生率较低，但一旦发生损伤，将会由于诸如严重大出血、血肿急剧扩张等导致肩部上肢压迫症状，严重者危及生命。锁骨下动脉开放性损伤中，动脉外膜及中膜受损或破裂可并发血管破裂出血、外伤性动脉瘤，动脉壁部分破裂时可因动脉壁肌层的收缩使裂口扩大而出血不止，形成巨大血肿。动脉管壁完全离断时易出现严重大出血，但由于动脉断端环形肌的收缩痉挛和内膜卷曲及外周血肿张力性压迫可使出血受到限制，可能出现患侧上肢无脉。钝性损伤时最易出现动脉内膜损伤，继而出现血栓形成，导致动脉闭塞或形成夹层。

锁骨下动脉损伤后可出现伤口大出血、伤口周围搏动性或张力性血肿、纵隔血肿，多数患者伴有失血性休克。巨大血肿可扪及震颤，远端动脉搏动减弱甚至消失。血肿压迫食管可出现吞咽困难，压迫喉返神经可出现声音嘶哑。锁骨下血管周围组织较多，间隙小。一般情况下开放性损伤、医源性损伤破口较小，多数锁骨下动脉在被压迫后，血管断端可以形成血栓及血肿，使出血量减少或停止，在完善相关影像学检查后应及时评估并尽可能重建患侧锁骨下动脉血运。锁骨下动脉损伤时，患侧上肢可通过肩周侧支循环获得部分血供，患侧前臂可出现皮温降低、肌力下降，严重者亦会出现肌肉坏死、手指挛缩等严重缺血表现。有资料显示，锁骨下动脉血运重建可显著降低神经损伤发生率，包括脊髓缺血和/或中风。锁骨下血管如图2-2所示。

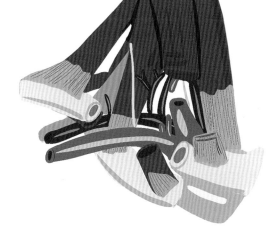

图 2-2　锁骨下动、静脉

#### 2.2.1.3 椎动脉损伤

椎动脉大部分走行受到周围骨性结构和深部组织的保护（图2-3），因而损伤的发生率较低，椎动脉在横突孔前、横突内、横突孔后硬膜外、硬膜内的损伤率依次为5%、26%、55%、14%。椎动脉走行分为V1~V4四段：V1段自起始处至C6横突；V2段自C6横突至C2横突上缘，穿行于横突孔；V3段自C2横突孔上缘至枕骨大孔，穿行于寰椎横突孔，横行向后走行于颅骨下；V4段自枕骨大孔至基底动脉。钝性或锐性损伤易导致椎动脉V2段椎动脉受损，横突骨折同样易造成V2段损伤。椎动脉沿途分支供应颈髓、脑干及小脑等，一旦发生损伤可导致颈髓缺血，加之脑干、小脑缺血，可导致患者死亡。

椎动脉损伤情况比较复杂，颈椎过屈、过伸、牵拉、脱位和骨折或枪弹、刀等锐器穿入所致外伤，以及医源性损伤和颈椎退行性变等，均可损伤椎动脉。椎动脉的发育异常和变异均可增加其损伤的概率，其临床表现和预后与受损部位的严重程度及合并性损伤的关系密切。其症状的发生主要由椎动脉支配的椎基底部神经系统缺血所致。钝性损伤所致椎动脉损伤可出现头晕、恶心、意识障碍甚至死亡。锐性损伤可出现出血、血肿、休克，伴或不伴椎基底神经功能障碍。多数单侧椎动脉损伤并无症状，仅在影像学检查中被发现，少数患者可能出现头痛、眩晕、呕吐、视力障碍、吞咽困难、构音障碍、共济失调、四肢麻痹甚至截瘫等椎基底动脉缺血表现，有时易被误认为颈髓及脑部损伤。双侧椎动脉损伤的后果较为严重，患者常有意识改变、针尖样瞳孔甚至出现呼吸骤停导致死亡。体检时如果出现颈部血管杂音，压迫颈总动脉杂音并不消失，应考虑到有椎动脉损伤的可能。

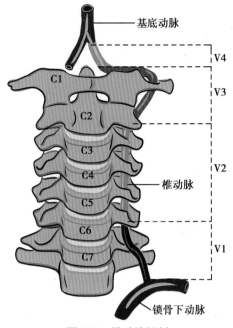

图 2-3　椎动脉解剖

### 2.2.1.4　头臂干（无名动脉）损伤

头臂干短而粗，位置较深，是主动脉弓向右侧发出的第一大分支，其前方有胸骨和锁骨保护，损伤发生率低但致命，仅占公认动脉损伤的不到 3%，锐物刺伤、外力冲击、医源性损伤均可致头臂干损伤。大多数头臂干创伤是钝性损伤而不是穿透伤，其损伤多伴有肋骨及锁骨骨折。头臂干进一步发出右锁骨下动脉和右颈总动脉两个重要分支，而右锁骨下动脉主要分支有右侧椎动脉和腋动脉，右颈总动脉分为右侧颈内动脉及右侧颈外动脉，又因右颈内动脉和右侧椎动脉的血供来源于头臂干，而脑的供血主要来源于颈内动脉和椎动脉，因此头臂干损伤所产生的后果与其他颈部动脉血管相比更为严重。因头臂干远心端并无肌肉组织及坚实结缔组织包裹，相对活动度较高，故颈根部及胸部钝性损伤时容易因牵扯而发生内膜撕裂，从而导致夹层、假性动脉瘤或血栓形成，甚至出现霍纳综合征。头臂干可因车祸及高坠的减速运动导致破裂，也可因颈椎过度后伸（挥鞭样损伤）致头臂干自主动脉弓处撕裂，短时间内死于出血性休克。因钝性创伤因素所致头臂干损伤时应注意明确有无主动脉弓及其他分支损伤。头臂干紧邻气管，在行管切开后气管套管或气囊对气管前壁的摩擦、压迫可形成气管 - 无名动脉瘘，此外颈部静脉穿刺误伤头臂干的情况也时有发生。颈根部血管如图 2-4 所示。

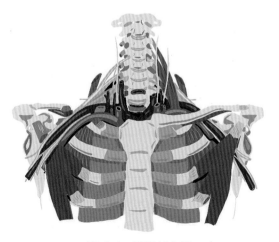

图 2-4　颈根部血管

### 2.2.2　静脉损伤

颈部静脉主要收集头面部及上肢静脉血，在各种致伤因素中，颈部静脉可与邻近动脉同时受损，也可出现单独受损情况。颈内静脉是头颈部静脉回流的主干，两侧颈内静脉与颅内的乙状窦相连通，结扎一侧颈内静脉后可由对侧来代偿，同等程度下单纯颈部静脉损伤所导致的后果一般相较于邻近颈部动脉损伤的后果相对轻微。一般认为对单侧严重损伤的头臂静脉、颈内静脉、颈外静脉和锁骨下静脉等静脉进行结扎不会产生严重不良后果。以往在行升主动脉和主动脉弓手术时认为采取结扎左头臂静脉的方法是可取的，但有学者认为结扎左头臂静脉可能会导致患者出现脑功能障碍，甚至死亡。另有证据表明，颈内静脉损伤或处理不善引起颈内静脉回流不畅可导致头痛、认知能力下降甚至出现自主神经功能障碍等并发症。所以在处理颈部大静脉损伤时，如条件允许应尽可能予以修复。

颈内静脉在颈动脉鞘内沿颈内动脉和颈总动脉外侧下行，至胸锁关节后方与锁骨下静脉汇合成头臂静脉。颈内静脉壁附着于颈动脉鞘，并通过颈动脉鞘与周围的颈深筋膜和肩胛舌骨肌中间腱相连，故管腔经常处于开放状态，有利于血液回流，颈内静脉外伤时，由于管腔不能闭锁和胸腔负压对血液的吸引，可导致空气栓塞。同样，颈外静脉穿颈深筋膜处，静脉壁与深筋膜结合紧密，当静脉壁受伤破裂时，管腔不易闭合，也可致气体栓塞。锁骨下静脉与第一肋、锁骨下肌、前斜角肌的筋膜相连，使其固定而不易塌陷，受伤后也易导致气栓的发生，此外，位于前斜角肌外侧缘的第 3 段锁骨下静脉与锁骨下动脉伴行紧密，此处外伤较易发生动静脉瘘。有研究表明，动静脉损伤时，单纯对动脉进行重建而对静脉进行结扎会减少肢体 50% 的血供，因此锁骨下静脉受损时应尽可能给予修复。儿童或成人颈部向后高度仰伸时，左侧头臂静脉的上缘可超出颈静脉切迹突至颈部，在行气管切开时应避免损伤。对于颈部血管损伤的患者，怀疑有静脉破裂时，宜采用头低足高位，以防止气体进入。

## 2.3　颈部血管创伤救治新进展

颈部血管创伤的救治需要多方面评估后采取适宜的措施进行处理，以提高救治成功率，降低死亡率和残疾率，同时减少再次损伤的风险。

颈部血管创伤的早期诊断和评估对于救治的成功至关重要，根据颈部受伤情况和临床表现，对高度怀疑颈部血管损伤患者进行紧急处理。有活动性出血者，应立即压迫止血。经紧急处理后，生命体征仍不稳定者，应立即手术探查；如患者病情基本稳定，无大量活动性出血，可行相关影像学检查（CTA、MRA、DSA），明确损伤的确切部位与周围组织的关系，明确损伤等级，选择合适的治疗方式。

目前认为，颈部所有静脉及颈外动脉的创伤均可结扎而不会导致脑水肿及缺血；颈总动脉及颈内动脉的损伤应采取一切可能的方法修复血管损伤，恢复血运，较大程度避免缺血性脑损伤。

### 2.3.1 创伤后急救止血

颈部血管损伤的紧急处理是保证患者生命安全的关键，及时采取有效的止血和血管重建措施是决定患者预后的关键因素。如果患者已有失血性休克表现，压迫止血难以奏效时，紧急手术进行血管探查止血则为上策，有效地控制血管出血是血管外伤术前和术中处理的第一关键步骤。进行止血的同时需注意其他系统有无需紧急处理的损伤，如气道损伤、气道压迫等危及生命的损伤。紧急止血后应及时转运到相关医疗机构进行进一步治疗。

#### 2.3.1.1 动脉损伤止血法

动脉出血一般为喷射状血流，但部分动脉横断伤或挫裂伤由于血管断端回缩至组织内或动脉内膜与中膜撕裂，局部形成血栓，患者也可无活动性出血，但可表现为搏动性肿块、远端动脉搏动减弱或消失。

颈和颈根部因属于交界区，部位特殊不能使用止血带止血，动脉损伤的暂时止血有其特殊的处理方法。传统的颈动脉止血方法是将颈总动脉压向第 7 颈椎横突，可达到较好的止血效果；在怀疑颈内动脉损伤时，除压迫颈总动脉外，还可立即戴上无菌手套，以手指顺损伤的伤道将血管压向下颌骨或颅底骨，同时尽早地进行手术探查，以便对损伤的血管做到早期的修复或重建。但是此种方法效果较差。

目前有一些应用于颈部的特殊止血装置的报道，但也存在相应的不足。西方创伤协会的新建议"创伤关键决策"指出，对穿透性颈部损伤致大出血患者的急救，应使用直接手动压力以及 Foley 导管球囊压迫（图 2-5）。这两种方法都要求至少一个医疗专业人员专门负责颈部出血的控制，但大多数情况下未经培训的专业医疗人员可能无法操作。尤其是在战场环境下，患者或施救人员可能正面临着其他威胁生命的伤害时，患者必须实施自救或医务人员需快速终止施救过程，难以完成持续的有效压迫或 Foley 导管的有效放置。加拿大开发了一款交界区止血装置 iTclamp（图 2-6），现已进入临床应用，并取得了较好的效果，但临床数据较少，尚无类似战场环境下的自救应用效果数据。我科自行制作的颈动脉压迫架对于 II 区的颈动脉损伤出血有较好的压迫止血效果，而且操作简单（见图 5-6、图 5-7）。

#### 2.3.1.2 静脉损伤止血法

一般情况下，颈部静脉损伤为涌出性出血，伤后由于及时压迫止血或局部血栓的止血作用，患者入院时可无出血表现，头颈移动或清创过程中可能突然发生大出血，有的则是在清创缝合后出现颈部血肿。通常静脉损伤无论是颈外静脉还是颈内静脉，均容易压迫止血。对于难以压迫止血的开放性损伤可沿伤道直接进行压迫血管。

### 2.3.2 手术治疗

20 世纪 70 年代医学界普遍认为所有颈部创伤伴有血管损伤硬征象［出现休克、颈部活动性出血、血肿扩大、搏动或震颤、脉搏缺陷或中枢神经功能缺陷（包括中风或短暂性脑缺血发作）］的患者均应接受手术治疗。如今，对血流动力学稳定的穿透性颈部损伤患者的评估和处理已经发生了很大的变化，越来越多的证据不支持对无明确体征显示血管损

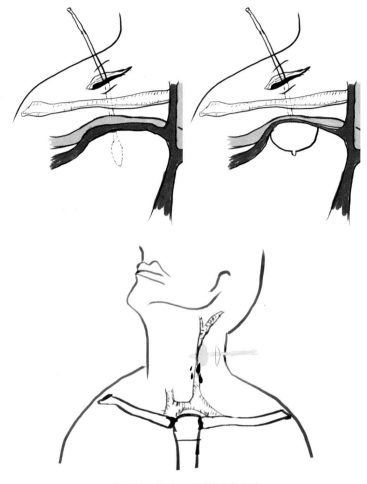

图 2-5 Foley 导管球囊压迫

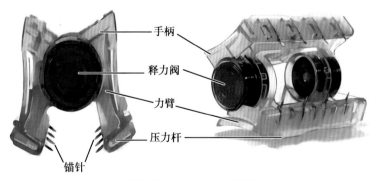

图 2-6 iTclamp 止血夹

伤并且血流动力学稳定的患者进行常规探查。最新的观点认为，如患者病情稳定，可借助影像学检查（CTA、MRA、DSA）或彩色多普勒检查明确损伤部位、范围，然后根据患者情况制定比较个性化的手术方案。

当前，颈部血管创伤的主要手术方式分为开放手术、介入手术及复合杂交手术，针对不同的创伤机制导致的损伤及损伤血管的具体情况，应采取最适合的手术方式。

开放手术重建方式主要包括血管结扎、单纯缝合修补、直接吻合、自体大隐静脉移植或者人工补片成形、人工血管移植等。需要注意的是，血管重建前应彻底清创，包括周围组织及血管，清创血管边缘到正常内膜，切除到距水肿缘2cm的正常血管壁。高速子弹创伤要超过创缘1~2cm，如有血栓应行取栓术，并尽量切除水肿、坏死的血管组织。行血管移植时，开放性损伤尽量采用自体静脉作移植物，必要时覆盖新鲜自体皮瓣，以提高抗感染能力，闭合性损伤可选用自体静脉或人工血管。而对于可解剖且可控制的颈动脉损伤予以缝合修复，必要时行自体补片或血管重建。对于压迫止血困难，病情紧急、生命体征难以维持的患者，预计外科探查难度大、出血难以控制等情况，行急诊复合杂交手术治疗。在杂交手术室直接 DSA 造影明确血管损伤的部位、程度及范围等情况后，选择合适的手术方式进行手术治疗。手术方式的选择，以抢救生命为第一原则。

### 2.3.2.1 动脉损伤后处理

**（1）颈动脉**

颈动脉的损伤处理方式因损伤血管的不同而有一定的区别。对于颈外动脉损伤，可以直接结扎，一般无严重后果；颈总动脉和颈内动脉损伤，则要尽一切可能重建血管通路，恢复大脑血运。手术结扎颈动脉损伤应慎重考虑，仅在出血危及生命且无法用其他方法控制出血，或不可重建的颈内动脉损伤，或远端血栓形成且在探查前已有固定和严重神经损伤的患者中使用。

有研究指出，与修复术相比，结扎颈总动脉或颈内动脉与更高的卒中发生率和更高的死亡率相关，颈内动脉结扎术在所有病例都导致脑卒中，其中近 60% 的病例有永久性神经功能障碍。

一般颈动脉的锐性损伤常导致大出血，颈部出现持续增大的血肿，导致患者循环不稳定，需立即手术修复，传统的手术方法包括直接修复、血管补片血管成形术、颈内外动脉移植术、大隐静脉或人工血管移植术等。但对于不同区域的损伤，手术的难度不同，对 I 区颈动脉损伤常需劈开胸骨，Ⅲ区损伤暴露困难，常需分离二腹肌后腹、下颌关节半脱位或切除下颌支，颅底出血可插入 Fogarty 导管控制血流。

随着介入治疗的发展，在处理颈动脉锐性损伤时，传统手术方式存在一定的局限性，故在处理颈动脉损伤时应充分考虑到腔内修复术的优点。目前介入手术治疗的方式主要有：

① 支架置入成形术　其对于颈动脉夹层、内膜撕脱等病变，置入支架后可达到贴覆内膜、恢复血流通畅的目的。

② 支架型人工血管植入修复术　其主要适应证是动静脉瘘与假性动脉瘤，支架型人工血管能够封闭瘘口与瘤腔，手术效果确切，创伤小；支架型人工血管植入修复术的主要问题是易引起管腔狭窄，术后需长期口服抗血小板聚集药物，术后 1~2 周应加用低分子肝素抗凝，以提高长期通畅率。对于开放手术难以控制的大出血、造影时发现的锐性破口、

解剖位置造成开放性手术困难的血管锐性损伤，亦适合支架型人工血管植入修复术。

③ 栓塞治疗  适合动静脉瘘、假性动脉瘤和非重要血管的活动性出血。介入手术的优点之一是当血管造影发现血管损伤时即可进行干预；优点之二是操作不受解剖结构的限制，特别是对于Ⅰ区和Ⅲ区的颈动脉损伤，腔内治疗的优势尤为明显。

**（2）椎动脉**

对于椎动脉的损伤，因其解剖位置受到周围骨性结构和深部组织的保护，损伤的发生率较低。由于解剖关系，椎动脉显露较为困难。对于椎动脉损伤，如对侧椎动脉存在且发育良好，最佳的治疗手段是病变处近远端的血管封闭以达到止血的目的。该方法尤其适用于目前的介入治疗方式，通过使用弹簧圈等栓塞处理动静脉瘘和假性动脉瘤后疗效确切。但是当对侧椎动脉发育不良、存在狭窄或者已经结扎时，则应尽量进行椎动脉重建，保留受伤侧椎动脉，以免发生脑干缺血。

**（3）主动脉弓分支大血管（Ⅰ区血管）**

主动脉弓分支大血管的损伤常见为锐性伤，主要包括头臂干、近端锁骨下动脉和颈总动脉，它们从弓上发出后走行在颈部范围内，因这些血管血流量大，一旦发生损伤即可出现威胁生命的大出血，其传统的手术方式与其他血管损伤处理方式一致，包括直接修补、加用血管补片血管成形、直接吻合和自体大隐静脉或者人工血管移植等。对于部分难以修复的锁骨下动脉损伤，可以直接结扎，通常不会发生上肢缺血。但处理主动脉弓分支大血管损伤时，传统的手术因暴露困难，手术的难度增加，目前可优选介入方式，植入支架快速修复血管壁破裂、夹层形成等病变。目前已有主动脉的单分支覆膜支架可临床使用，未来还有两分支及三分支覆膜支架进入临床，就可以微创、快捷地救治患者。目前还进行含细胞活性人工血管的研发，相比较目前的人工血管，其通畅率、抗感染能力、内皮化率、抗钙化能力均明显提高。

近年来，随着新材料的研发和应用，介入治疗因其已证实的安全性和积极的临床和放射学结果，已经成为一种受欢迎的治疗选择，其在颈部血管创伤的救治中起到越来越大的作用，并得到了广泛应用。尽管如此，介入治疗并不能替代传统的手术方式，虽其有快速、微创、不受解剖位置影响的优势，但对于开放性的损伤，尤其在合并伤口感染的情况下仍需要传统的手术方式来处理。

### 2.3.2.2 静脉损伤后处理

对于颈部静脉损伤，处理方式主要是结扎，一般对于重要的颈部静脉损伤，须行确切的手术修补。如因组织损伤显露困难时，可根据附近动脉的位置找到静脉，因为动脉有搏动，容易定位。处理方法如下。

① 结扎  对于单侧严重损伤的头臂干静脉、颈内静脉、颈外静脉和锁骨下静脉等，可行结扎术，常无不良后果，尤其适于病人一般情况较差或伴有严重创伤时。单纯结扎能达到缩短手术时间、降低手术创伤的目的；但是对于颈内静脉、头臂干静脉这样的重要静脉而言，如果既往已经因各种原因行对侧静脉切除，或者双侧静脉同时损伤，则必须重建一侧静脉，否则有可能引起头面部高度肿胀和急性脑水肿等严重并发症。

② 修补　静脉缺损较小，缝合后管腔狭窄过半时，可以直接修补。

③ 血管重建　当受损段较长时，需要间置一段人工血管或者自体大隐静脉；如受损段较短，可以分离后直接拉拢端端吻合。

### 2.3.3　非手术治疗

虽然手术方式是目前治疗颈部血管损伤的主要手段，但不是所有的颈部血管创伤都需要手术处理。在一些颈部血管钝性损伤中，一般很少发生大出血和伤口感染，非手术治疗的目的主要是防止血栓形成和栓塞。若血管检查显示侧支循环良好、无休克征象，且无其他需要手术治疗的系统性损伤，可采用非手术治疗。非手术治疗包括抗凝、抗血小板及对症支持等治疗。抗凝治疗包括全身肝素化和口服华法林，低分子肝素较普通肝素安全且效果相似，推荐使用。抗血小板治疗主要采用阿司匹林或氯吡格雷等抗血小板药物。

不论何种治疗方式，术前都应充分地评估，选择最适宜、最安全、最有效的治疗方法，在治疗过程中仍需注意以下两点：一是有无颈部神经损伤，特别是喉返神经有无损伤，如术前对侧神经已存在损伤，则术中应特别留意，小心保护，以免术后出现窒息；二是有无其他部位的严重创伤，诊治时应有全局观，避免只注意到颈部血管损伤而忽视了其他脏器损伤，应根据病情轻重缓急，合理安排治疗顺序。

随着内覆膜修复技术、血管生物材料等新的方法和技术的应用，为颈部血管创伤的救治带来了新的希望。然而，这些新的进展仍然需要更多的研究和实践来验证其安全性和有效性。相信随着科学技术的不断发展，颈部血管创伤的救治将会取得更大的突破，为患者带来更好的治疗效果和生活质量。

### 参考文献

［1］ 曲乐丰, 柏骏, 吴鉴今等. 颈部血管大出血新分型及救治措施［J］. 中华医学杂志, 2021, 101 (29): 2267-2270.

［2］ 郭伟, 刘杰. 颈部血管创伤诊断及治疗［J］. 中国实用外科杂志, 2014, 34 (12): 1133-1136.

［3］ 曲乐丰, 柏骏, 吴鉴今. 颈动脉外伤处理原则［J］. 中国实用外科杂志, 2020, 40 (12): 1366-1369. DOI: 10. 19538/j. cjps. issn1005-2208. 2020. 12. 06.

［4］ 关泰红, 王雪莲, 赵磊等. 外军战术战伤新型止血器材 iTClamp 应用研究［J］. 中国医药导报, 2023, 20 (21): 67-71. DOI: 10. 20047/j. issn1673-7210. 2023. 21. 14.

［5］ Wang G, Li C, Piao J, et al. Endovascular treatment of blunt injury of the extracranial internal carotid artery: the prospect and dilemma［J］. Int J Med Sci, 2021, 18 (4): 944-952.

［6］ Lum S G, Gendeh B S, Husain S, et al. Internal carotid artery injury during endonasal sinus surgery: our experience and review of the literature［J］. Acta Otorhinolaryngol Ital, 2019, 39 (2): 130-136.

［7］ White P W, Walker P F, Bozzay J D, et al. Management and outcomes of wartime cervical carotid artery injury［J］. J Trauma Acute Care Surg, 2020, 89 (2S Suppl 2): S225-S230.

［8］ Van Der Veken J, Simons M, Mulcahy M J, et al. The surgical management of intraoperative intracranial internal carotid artery injury in open skull base surgery——a systematic review［J］. Neurosurg

Rev, 2022, 45 (2): 1263-1273.

［9］ Teixeira F, Menegozzo C A, Netto S D, et al. Safety in selective surgical exploration in penetrating neck trauma［J］. World J Emerg Surg, 2016, 11: 32. DOI: 10. 1186/s13017-016-0091-4.

［10］ Nowicki J L, Stew B, Ooi E. Penetrating neck injuries: a guide to evaluation and management［J］. Ann R Coll Surg Engl, 2018, 100 (1): 6-11. DOI: 10. 1308/rcsbull. 2018. 6.

［11］ Feliciano D V. Penetrating Cervical Trauma. "Current Concepts in Penetrating Trauma", IATSIC Symposium, International Surgical Society, Helsinki, Finland, August 25-29, 2013［J］. World J Surg, 2015, 39 (6): 1363-1372. DOI: 10. 1007/s00268-014-2919-y.

［12］ 陆信武, 蒋米尔. 临床血管外科学. 第 5 版［M］. 北京: 科学出版社, 2018: 492-493.

［13］ 林少雄, 林心强, 沈雄等. 颈部外伤伴大血管损伤的救治［J］. 实用医学杂志, 2016, 32 (06): 1031-1032.

［14］ 郭帅, 贺高乐, 李浩鹏. 椎动脉损伤的研究进展［J］. 中国脊柱脊髓杂志, 2015, 25 (11): 1030-1033.

［15］ 任昱, 肖旭平. 颈动脉损伤诊断与治疗进展［J］. 山东大学耳鼻喉眼学报, 2020, 34 (01): 105-109.

［16］ 张健. 锁骨下动脉损伤的诊断及治疗［J］. 中国实用外科杂志, 2014, 34 (12): 1136-1138.

［17］ Kader A N, Alexander S, Kevin O, et al. Left Subclavian Artery Revascularization Is Associated with Less Neurologic Injury After Endovascular Repair of Acute Type B Aortic Dissection.［J］. Journal of vascular surgery, 2023, 78 (5).

［18］ Din U M P D, Supreet K, Vivek K, et al. Blunt Trauma to Brachiocephalic Artery: Presentation and Management.［J］. The American surgeon, 2021, 89 (6).

［19］ 中国卒中学会脑静脉病变分会. 头颈静脉回流障碍诊治中国专家共识［J］. 中华医学杂志, 2023, 103 (17): 1257-1279.

［20］ Nikolaos S, Vasilios P, Ilias S, et al. Is Left Innominate Vein Ligation during Aortic Arch Surgery Always Safe? A Case Report.［J］. The journal of Tehran Heart Center, 2022, 17 (1): 26-28.

# 3. 颈部血管创伤后评估与急救

## 3.1　颈部血管创伤的评估

颈部血管创伤系危急重症之一，具有高致死、致残风险的特点。随着城市交通和工业活动的不断发展，血管损伤的情况日趋增多，颈部血管损伤占主干血管损伤的 5%~10%，患者往往因严重的失血性休克，或损伤后迅速扩展的颈部血肿使气管受压、移位而致死。同时，颈部血管创伤多伴神经损伤，不但能引起休克，更重要的是损伤直接影响到脑的血供。对颈部血管损伤处理的优劣直接关系到病人的致残风险以及他们未来的生活质量，因此对于颈部血管创伤后的评估尤其重要，评估的及时性、准确性将直接决定后续治疗的效果。

### 3.1.1　伤情的快速初步评估

颈部血管损伤患者病情十分凶险，需要迅速了解患者的受伤原因，注意是否合并其他部位损伤，进行必要的病史询问和有重点地查体。

#### 3.1.1.1　气道及呼吸循环功能评估

颈部创伤应全面评估气道及呼吸循环功能这些危及生命的状况。气道丧失是威胁生命的紧急情况，喉部、气管的直接损伤，周围扩展性血肿压迫，腔内分泌物或血液积聚等均可危及气道。清醒患者可以根据出现喘鸣、声音情况评估，当存在氧代谢、通气和神志异常时应建立控制气道。合并气管的损伤可导致气胸，甚至张力性气胸，需根据患者呼吸及相关症状、体征进行准确评估。总之，首先需要评估的是患者的基本生命体征是否平稳，有无存在休克，是否影响到脑供血，有无出现神经系统功能障碍如昏迷、失语、偏瘫等症状。

#### 3.1.1.2　查体

首先充分暴露颈部。

① **视诊**　应检查是否存在创伤（裂伤、磨损、挫伤）、颈静脉扩张、肉眼可见的畸形、活动性出血、局部血肿、瘀斑等情况，颈前部、甲状软骨、环状软骨失去正常解剖形态提示喉部骨折，气管塌陷提示气管破裂。

② **听诊**　喘鸣、声音嘶哑、吞咽痛、吞咽困难等提示喉部或气道、消化道损伤。若闻及颈部血管杂音应进一步检查。

③ **触诊**　皮下捻发感提示气道损伤，动脉搏动消失或震颤提示血管损伤。尚需综合检查

排除气道压迫。若出现发热、心动过速等全身脓毒症表现，可能与食管、气管损伤有关。

## 3.1.2　颈部血管创伤的致伤原因

颈部血管包括动脉与静脉，重要的动脉有颈总动脉、颈内动脉、颈外动脉、椎动脉、头臂干与锁骨下动脉，根据致伤原因分为钝性伤和穿透伤两类。

### 3.1.2.1　钝性伤

颈部血管钝性伤多见于强大钝性暴力直接撞击颈部，除引起肌肉及血管损伤外，还可发生喉、气管、咽、食管损伤，可导致动脉夹层分离、内膜损伤和血栓形成。可见于肩部被安全带固定时的交通事故；或摩托车等驾乘人员直接被线状物撞击颈部时；或继发于过度伸展、俯曲或转时的损伤，此时常常缺乏明显的体表损伤；也见于上吊或绞刑时的压迫致伤，常导致继发性中枢神经系统缺氧。与头、胸、腹等身体其他部位相比较，颈部钝性伤较为少见，一旦发生常为毁损伤，易导致高的病死率和并发症发生率。

### 3.1.2.2　穿透伤

颈部血管的穿透伤常为火器或锐器致伤，锐性损伤较多见，常导致血管破裂、动静脉瘘与假性动脉瘤等。不恰当的评估和处理所致的漏诊可导致包括严重后果，甚至死亡，有阳性发现的稳定患者应该行进一步的检查和处理。

## 3.1.3　颈部血管创伤的分区

Monson 等于 1969 年提出将颈部分为 3 个区域（原分区，见图 2-1）：a. Ⅰ区：自胸骨角到锁骨上 1cm，主要血管有头臂干、左右锁骨下动脉及伴随的静脉。b. Ⅱ区：自锁骨上 1cm 到下颌角，主要血管有颈总动脉及伴随的静脉，该区面积大，无骨性结构的保护，因此外伤时发生血管损伤的可能性最高。c. Ⅲ区：自下颌角到颅底，主要有颈外动脉和颅外颈内动脉及伴随静脉。此分区根据颈部血管解剖进行解剖学分区。

近年来，有学者结合诊疗经验对颈部分区做了新的划分（图 2-1，称为新分区）。a. P1 区：环状软骨水平以下，对应的血管主要是近端颈总动脉及头臂干以及伴行静脉，毗邻气管、咽部食管以及第 9、10、11 脑神经，此处血管解剖位置较深，部分靠近锁骨甚至位于锁骨后方，近心端解剖控制较难。b. P2 区：环状软骨至下颌角之间，对应的血管主要是颈总动脉、颈内动脉、颈外动脉及伴行颈静脉，毗邻咽、喉以及第 9、10、11、12 脑神经，此处为颈部血管损伤最常见的部位，解剖显露及控制血管相对容易，但毗邻众多结构，多发伤常见，也容易导致医源性神经损伤。c. P3 区：下颌角至颅底之间，对应的血管主要是颈内动脉及伴行静脉，此处位置较高，远端为颅底，远端血管解剖控制相对困难，有的甚至需要离断二腹肌。相对而言，P2 区的颈动脉外伤比例最高，其次是 P3 区和 P1 区。

## 3.1.4　颈部血管创伤的类型与分级

颈部血管包括动脉和静脉，出现颈部血管创伤时可能出现多根血管损伤，其中包括动脉和静脉，明确是静脉出血还是动脉出血，或者二者皆有尤其重要。

### 3.1.4.1 血管损伤类型

包括血管痉挛、外部压迫、血管挫伤、内膜中断、内膜下或内膜血肿、局灶性管壁缺损伴假性动脉瘤或出血、管壁撕裂、血管断裂。

### 3.1.4.2 血管损伤程度分级

**（1）基于影像学（DSA）分级**

Ⅰ级：管腔不规则或夹层，但管腔狭窄 <25%。

Ⅱ级：夹层或壁内血且管腔狭窄 ≥25%，腔内血栓形成，内膜凸起。

Ⅲ级：假性动脉瘤。

Ⅳ级：管腔闭塞。

Ⅴ级：血管横断与血液外渗。

**（2）根据血管的受损程度及有无合并中枢神经损伤分级**

Ⅰ级：有颈部动脉损伤，无脑神经功能障碍，一般情况良好，占大多数。

Ⅱ级：有颈部动脉损伤，同时伴有轻度或不完全脑、神经功能障碍，如单瘫、轻度偏瘫或一过性脑缺血等，伤侧脑血管供血尚未中断。

Ⅲ级：有颈部动脉损伤，颈内动脉血运完全中断，伴有与之相关的严重脑、神经功能障碍，如失语、昏迷、严重偏瘫等。

## 3.1.5 血管出血分型

颈部血管丰富，不同血管在不同部位的出血表现不同，所需的应急处理以及预后等也各不相同，曲乐丰教授团队中心总结相关急救经验将出血分为 4 种类型。

1 型：大动脉性出血，表现为大量急速的喷射状出血，出血颜色鲜红，若创面较小（如闭合性损伤），可迅速形成皮下张力性血肿，短时间内即可导致失血性休克或者血肿压迫气管导致窒息，急救时需压迫出血点近心端及远心端。

2 型：单纯大静脉性出血，表现为涌出性出血，颜色较深，或形成张力稍小的皮下血肿，急救时主要压迫远心端及出血点。

3 型：单纯浅表静脉或浅表小动脉出血，表现为创面少量或中等量的渗血，或细小的搏动性出血，一般常规纱布压迫止血即可。

4 型：动静脉混合性出血，表现常与 1 型类似，静脉出血表现易被掩盖，出血颜色稍深，急救常需要压迫出血点及远、近心端。

## 3.1.6 头向供血

颈动脉为头颅主要供血血管，头向缺血与否及缺血时间窗往往影响到手术治疗的方式及时机，基于 Mittal 等提出的颈动脉与神经功能损伤分级进行改良，将脑缺血定位分为 3 级。

C0 级：无脑缺血及脑神经功能障碍表现。

C1 级：有一过性缺血表现但无肢体感觉障碍，如短暂性脑缺血发作（TIA）、一过性黑矇、短暂性失语等。

C2级：存在脑缺血、神经功能障碍表现，如肢体偏瘫、失明、失语等。

## 3.1.7　合并损伤

颈部血管毗邻一些重要脑神经，以及咽、喉、气管、食管等重要器官结构，因此大多数颈部血管损伤常合并其周围重要结构的损伤，如食管破裂、气管受压、气管破裂等。所以在评估时需注意相应系统损伤的表现，不能遗漏。根据有无合并损伤，可分为单纯损伤和合并其他系统损伤。

单纯损伤仅涉及血管损伤出血，不合并其他系统损伤。

合并其他系统损伤，常见的有：咽喉、气道损伤导致的皮下气肿、出血，伴有气泡或呼吸功能障碍，局部血肿压迫导致的气道急性或进展性的压迫梗阻。需要注意的是，食道损伤有时表现较为隐蔽，处理不及时常导致局部感染，在P1区的创伤较深时应注意探查仔细。

## 3.1.8　血管损伤的诊断评估

详细询问病史和细致查体是颈部血管损伤诊断的关键。8%~25%的患者有血管损伤的确切症状，如活动性出血、不断增大的血肿或低血容量休克等。对于这部分患者，血管损伤的诊断非常明确，需要立即进行手术治疗。但如果只有血管损伤的可疑症状，如有搏动性出血史、小而稳定的血肿、脑神经损伤等情况时，常需借助影像学检查做出诊断。

**（1）数字减影血管造影（DSA）**

DSA检查尽管有一定创伤，但仍然是血管损伤诊断的金标准。特别是对于Ⅰ区和Ⅲ区的血管损伤，能够避免受骨骼的影响，清晰显影血管的解剖和损伤类型。同时DSA能获得血流动力学方面的信息，如血流方向、流速和颅内交通是否良好等，这是静态的CT血管成像（CTA）和磁共振血管成像（MRA）图像所不能比拟的。另外它在诊断时直接行腔内介入治疗，能第一时间获得治疗后的影像学资料。

**（2）彩色多普勒超声检查（CDS）**

由于具有费用较低、诊断准确性较高和无创的特点，CDS是筛选和初步诊断血管损伤的有效方法。但是局限于Ⅱ区的应用，并且皮下气肿、碎片和血肿可能降低超声结果的可靠性。

**（3）CT血管成像（CTA）与磁共振血管成像（MRA）**

CTA和MRA能同时清晰显示颅内外血管的解剖结构和颅内脑实质病变，有逐渐代替DSA的趋势。有关研究表明，CT血管成像具有高灵敏度（96.3%）和特异性（97.2%）的特点。

**（4）放射线评估**

包括颈椎、胸部的X线片、CT平扫等检查。通过相关的检查可明确有无合并周围组织器官的损伤，平片见气管前软组织影厚度>5mm提示颈椎骨折，皮下气肿或咽后积气提示咽喉或食管损伤；对于血流动力学稳定的患者，增强 CT 扫描是首选，CT 可诊断气胸、皮下气肿、纵隔积气、心包积气等。

## 3.2 颈部动脉创伤的分型

目前关于颈部动脉创伤分型无统一标准，在临床实践中一般根据动脉创伤的部位、动脉创伤程度、所受外力性质、创伤后动脉改变、创伤时间、头向血供和神经功能进行相应的分型，无论哪一种分型方式都是为了更好地指导急救、手术、后续管理。下面根据国内外相关文献资料对主流分型方法进行简要阐述。

### 3.2.1 "TOPIC" 分型（曲氏分型）

曲乐丰团队根据时间窗、开放与否、部位、损伤程度、头向供血与神经功能等因素，归纳总结了颈动脉外伤的 "TOPIC" 分型法（表 3-1）。

表 3-1 "TOPIC" 分型

| | |
|---|---|
| 时间窗（time，T） | T0 超急性期，<6h |
| | T1 急性期，6h 至 2 周 |
| | T2 亚急性期，2 周至 2 个月 |
| 开放与否（open/closed，O） | O1 开放伤 |
| | O2 闭合伤 |
| 部位（position，P） | P1 环状软骨水平以下 |
| | P2 环状软骨至下颌角之间 |
| | P3 下颌角至颅底之间 |
| 损伤程度（injury degree，I） | I0 轻微挫伤或不影响血流动力学的壁间血肿 |
| | I1 形成影响血流动力学的颈动脉夹层 / 闭塞 |
| | I2 颈动脉部分断裂、出血（假性动脉瘤） |
| | I3 颈动脉完全离断、出血 |
| 头向供血与神经功能（cerebral&neuronal function，C） | C1 伤侧头向供血轻微影响（管腔狭窄程度 <50%） |
| | C2 伤侧头向供血部分中断（管腔狭窄程度 50%~70%） |
| | C3 伤侧头向供血完全中断（管腔狭窄程度 >70%） |

① T——时间窗（time） 分为超急性期、急性期、亚急性期和慢性期。T0 为超急性期，指 <6 小时；T1 为急性期，指 6 小时至 2 周；T2 为亚急性期，指 2 周至 2 个月；慢性期，指 >2 个月。

② O——开放与否（open/closed） 观察是否属于开放伤或闭合伤。O1：开放伤，多因锐性物体刺破引起，皮肤软组织出现明显破损，其切口可 "有进有出"，也可 "有进无

出"，须仔细观察辨别；O2：闭合伤，多因钝性物体撞击引起，常无明显皮肤软组织破损表现，但常见颈部肿胀、结块、淤青等表现。

③ P——部位（position） 分为三区。P1区：环状软骨水平以下，该区域对应的多为近端颈总动脉及头臂干损伤；P2区：环状软骨至下颌角之间，该区域对应远端颈总动脉、颈动脉分叉及近端颈内动脉C1段；P3区：下颌角至颅底之间，该区域对应远端颈内动脉C1段。一般P2区颈动脉外伤可选择开放或腔内手术修复，P1区和P3区因解剖显露困难，多推荐介入手术腔内修复。

④ I——损伤程度（injury degree） 指通过肉眼观察颈部皮肤软组织损伤情况，结合影像学检查或术中探查得到的颈动脉的损伤程度。I0：轻微挫伤或不影响血流动力学的壁间血肿；I1：形成影响血流动力学的颈动脉夹层/闭塞；I2：颈动脉部分断裂、出血（假性动脉瘤）；I3：颈动脉完全离断、出血（假性动脉瘤、远端不显影）。

⑤ C——头向血供与神经功能（cerebral&neuronal function） 由于颈动脉承担大脑的主要血供，颈动脉外伤势必影响头向血供，进而造成神经损伤。C1：伤侧头向血供轻微影响（管腔狭窄程度<50%），无神经功能缺损，一般情况可；C2：伤侧头向血供部分中断（管腔狭窄程度50%~70%），部分神经功能缺损；C3：伤侧头向血供完全中断（管腔狭窄程度>70%）或合并严重神经功能障碍，例如失语、昏迷或偏瘫等。

### 3.2.2 "PVCA" 分型

吴鉴今等根据上述分型，在临床实践中加以细化提出"PVCA"分型，即根据出血部位（position，P）、出血血管（vessel，V）、头向供血（cerebral，C）以及有无合并伤（associated，A）进行分型（表3-2）。

表3-2 "PVCA"分型

| | |
|---|---|
| 出血部位（position，P） | P1型（环状软骨以下） |
| | P2型（环状软骨-下颌角） |
| | P3型（下颌角至颅底） |
| 出血血管（vessel，V） | V1型（大动脉出血） |
| | V2型（大静脉出血） |
| | V3型（单纯浅表静脉或细小动脉出血） |
| 头向供血（cerebral，C） | C0型（无头向缺血及脑神经功能障碍表现） |
| | C1型（有一过性脑缺血表现、但无肢体感觉障碍） |
| | C2型（存在脑缺血、脑神经功能障碍表现） |
| 有无合并伤（associated，A） | A0型（不合并其他系统损伤） |
| | A1型（合并其他系统损伤） |

### 3.2.3 按颈部血管创伤分型

美国创伤外科协会提出根据颈部血管的损伤范围进行分型。1 型：甲状腺静脉、面总静脉、颈外静脉、头臂干 / 头臂静脉分支损伤。2 型：颈外动脉分支（咽升动脉、甲状腺上动脉、舌动脉、上颌动脉、面动脉、枕动脉、耳后动脉）、颈动脉干或主要分支、颈内静脉、颈外动脉损伤。3 型：锁骨下静脉、椎动脉、颈总动脉损伤。4 型：锁骨下动脉。5 型：颈内动脉（颅外部分）损伤（表 3-3）。

表 3-3　美国创伤外科协会的颈部血管创伤分型

| 1 型 | 甲状腺静脉面部总静脉、颈外静脉、头臂干 / 头臂静脉分支损伤 |
| --- | --- |
| 2 型 | 颈外动脉分支（咽升动脉、甲状腺上动脉、舌动脉、上颌动脉、面动脉、枕动脉、耳后动脉）、颈动脉干或主要分支、颈内静脉、颈外动脉损伤 |
| 3 型 | 锁骨下静脉、椎动脉、颈总动脉损伤 |
| 4 型 | 锁骨下动脉损伤 |
| 5 型 | 颈内动脉（颅外部分）损伤 |

也有学者将颈动脉、椎动脉钝性损伤进行分型。1 型：管腔不规则或夹层，管腔狭窄 <25% 夹层或壁内血肿。2 型：管腔狭窄 >25%，管腔内血栓，或内膜凸起。3 型：假性动脉瘤。4 型：动脉闭塞。5 型：血管断裂外渗。

### 3.2.4 按解剖区域分型

Monson 提出单纯按照颈部三个解剖区域分型：Ⅰ区从锁骨到环状软骨；Ⅱ区从环状软骨到下颌角，该区域包含颈总动脉及其分支，以及内、外颈动脉，还包含颈内静脉、迷走神经、脊柱附属神经和舌下神经，以及颈部食管、气管和脊髓；Ⅲ区从下颌角到颅底，该区域包含颈动脉和椎动脉、颈内静脉、脊髓、面神经、舌咽神经、迷走神经、脊髓附属神经和舌下神经（图 3-1）。关于Ⅰ区的范围有学者提出不同观点，认为Ⅰ区的下限应该为胸骨切迹，这样Ⅰ区即可包括颈动脉、颈 - 锁骨动脉下连接处、头臂静脉、气管、食管、脊髓。目前大多书籍或者文献采用以上二者之一，虽然将部分胸腔、纵隔、腋窝区域定义为颈部区域是错误的，但是很多学者认为这种差异与临床相关甚小。对于部分穿透伤，需要行胸骨切开和锁骨切开，以确保有效控制近端的颈动脉、锁骨下动脉、头臂干、椎动脉等的出血，对于外科医生来说，需要掌握此区域的解剖结构和手术技巧，以寻求更好的治疗效果。"TOPIC"分型兼顾了发病时间、部位、程度、性质、靶器官等，且得到了临床验证，故在众多分型中最为细致、实用。

椎动脉损伤根据解剖区域进行分型，由四个节段组成：V1 是椎体外段，从椎动脉起始部延伸至 C6 的横突孔；V2 是椎孔段，动脉穿过 C6 到 C2 的横突孔；V3 为椎体外段，始于 C2 的横突孔；沿 C1 后环上侧向枕骨大孔的上方扭转，在此处穿透硬脑膜；V4 即硬脑膜内段，一直延伸至桥髓交界处形成基底动脉（图 2-3）。钝性椎动脉损伤往往发生在血管暴露于剪切力的地方。V2 节段是成人中最常见的受累节段。在婴儿和儿童中，V3 和 V2 上段更常受累，其原因可能与儿童颅颈交界处的韧带松弛程度较高有关。在 V3 和 V4 节段，动脉有更大的活动性，因此可能对钝性创伤有更强的抵抗力。

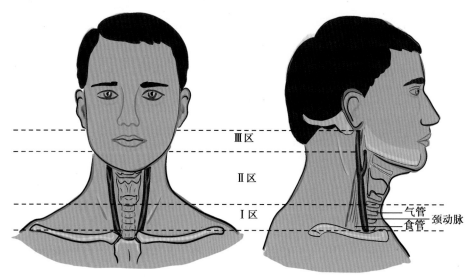

图 3-1　颈部解剖分区

　　按照以上传统的解剖区域分类，一般 Ⅰ 区和 Ⅲ 区倾向腔内治疗，Ⅱ 区倾向开放手术。但也有学者提出"no zone"理念，即在现代医学条件下，不应据此来决定患者的分流、治疗方式，而是在患者稳定的情况下对患者行全面的体格检查和 CTA 检查决定治疗方法，避免对患者行不必要和过度的介入治疗和手术侵入。近年来有更多的学者采用此理念对患者进行分类、治疗，取得了不错的临床结果。

　　根据患者的体征和症状，将其分为硬性颈部损伤（硬征象）、软性颈部损伤（软征象）和无征象。根据之前的一些研究，硬征象被定义为出现休克、活动性出血、膨胀性/搏动性血肿、局灶性神经功能缺损、气道受损、大量皮下气肿、伤口冒气泡或严重吐血；软征象包括稳定的血肿、轻微咯血、声音嘶哑、吞咽困难和轻度皮下气肿；无征象包括所有无颈部损伤体征且无颈部损伤相关症状的患者（表 3-4）。根据最初的体格检查结果，血流动力学不稳定和出现硬征象的患者接受手术治疗，而病情稳定的患者则考虑进行影像学检查。此外，对有软征象和无症状的患者考虑进行影像学检查，并采取保守治疗。

表 3-4　颈部穿透性损伤的硬征象和软征象

| 血管损伤的硬征象 | 呼吸道损伤的软征象 |
| --- | --- |
| 严重的或无法控制的出血 | 伤口有气泡冒出 |
| 大的，扩张的，搏动的血肿 | 大量咯血或呕血 |
| 震颤或杂音 | 呼吸困难 |
| 静脉内液体复苏无效的休克 | |

| 血管损伤的硬征象 | 呼吸道损伤的软征象 |
|---|---|
| 无脉或辐射状弱脉 | 邻近的伤口少量出血 |
| 与脑缺血有关的神经功能缺陷（如：偏瘫） | 静脉内液体复苏后血压稍偏低 |
| | 少量咯血或呕血 |
| | 皮下或纵隔气体 |
| | 无搏动，无扩张的血肿 |
| | 发音困难 |
| | 吞咽困难 |

Ji Wool Ko 在回顾韩国一家创伤中心 2014~2018 年颈部损伤患者的数据时，将患者分为颈部损伤检查阳性（包括严重的血管、消化道、神经、内分泌腺、软骨或舌骨损伤）组和颈部损伤检查阴性组，采用多变量逻辑回归分析，结果显示 81.3% 的患者为颈部锐性损伤、18.7% 的患者为颈部钝性损伤，84.6% 的患者损伤部位位于Ⅱ区。使用无分区方法（no zone），22% 的患者有颈部损伤硬征象、39.5% 有颈部损伤软征象。在硬征象方面颈部损伤检查阳性组明显高于阴性组，提示在不采用分区的情况下，颈部损伤硬征象与颈部内脏器损伤有关。

"no zone" 理念主要基于 CTA 检查，尤其对于存在软征象的颈部锐性创伤患者，其实用性和精确性也被证实。

无论是颈部血管损伤和 / 或颈部食管损伤、颈椎脊髓损伤，CTA 检查都可精确地判断损伤程度和部位。为治疗方法的选择提供准确的支撑。一项系统回顾纳入 9 项回顾性或前瞻性研究，提示 CTA 对于颈部穿透性损伤有着很高的敏感性和特异性，并且能够有效降低不必要的颈部手术探查。对于病情稳定的患者，推荐先行 CTA 检查，然后选择性地给予手术是安全有效的。

关于颈部血管损伤，究竟哪一种分类方法会成为金标准，还有待进一步临床实践、数据支撑。

## 3.3 颈部血管创伤的急救

颈部血管创伤占所有血管损伤的 5% 左右，主要原因为交通事故、锐器伤、枪伤、医源性损伤等，可导致颈部血管穿透性 / 锐性创伤、钝性创伤。但因其位置较为特殊，在较小的区域内含括了动脉、静脉及气管、食管、神经、肌肉等诸多结构，与头向血供亦有密切的关联，有时还合并胸部血管创伤，因此在临床诊治上有一定难度，必须予以足够重视及科学的处理原则。本节主要内容为颈部血管创伤，对气管、食管、神经损伤不展开讨论。

### 3.3.1　紧急处理、院前急救

　　目前，大多数关于颈部血管创伤的文献都集中在将相关患者送至医疗机构以后的诊断和治疗，对送达医院之前的救治鲜有提及，然而颈部血管创伤患者的院前救治和首要处理无疑是至关重要的，尤其对于严重创伤的患者，如果无法得到及时有效的处置，可能无法安全抵达医院，更不用说后续的救治。

　　当患者出现大出血或灾难性出血，目前对于颈部此类交界区域无合适的止血带可以使用，传统的纱布直接压迫仍是最主要的急救处理，且在现场不应直接移除穿刺物体。据文献报道，近年有些新型的含有止血、凝血成分的纱布能在 67%~100% 的患者中起到止血作用。如战场用快速止血纱布（图 3-2）、塞洛克斯（Celox）涂层纱布（图 3-3），其被证明相比于普通纱布止血作用更好，且不良事件少。此时应尽可能将纱布紧密地塞进伤口，至少直接按压 3 分钟，表面再敷上一层敷料，再继续施压，在患者安全转运至医院前不应去除纱布，此时一旦控制了大出血，需要密切观察患者的神经征象，避免导致严重脑缺血，在防止继续出血和脑缺血之间寻找平衡。一种名为 iTClamp 的止血夹（图 3-4）被美国战术战伤救护委员会推荐用于颈部锐性创伤的止血。还有一款极速膨胀海绵系统（X Stat）（图 3-5）可以注入伤口起到止血作用。Foley 导尿管也可处理颈部血管出血，可将尿管置入伤口直到遇到阻力，注入 10~15ml 盐水打起球囊，然后夹闭尿管（图 3-6），在尿管周围缝合皮肤送至手术室。如果上述方法都不能有效控制出血，且无有经验外科医生情况下，只能尝试其他方式如钳夹控制出血。

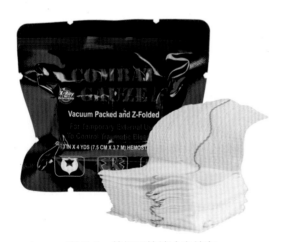 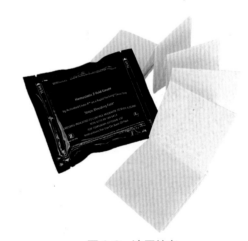

图 3-2　战场用快速止血纱布　　　　　　　　　　图 3-3　涂层纱布

　　在颈部穿刺伤中，神经损伤的概率仅为 1.5%~7.5%，且在此类患者中颈椎不稳定罕见，有研究显示颈椎固定与死亡风险增加有关，因其掩盖了血管损伤。Haut 等人回顾分析了 4.5 万例单独刺穿性创伤患者的数据，接受脊柱稳定患者的死亡风险是未接受脊柱稳定患者死亡风险的 2.06 倍。一项研究显示，在弹道伤害中（包括爆炸和枪伤），只有 1.8% 的幸存者在抵达医院后被确诊需要颈椎稳定。因此颈椎固定的益处是有限的，而且可能会延误识别危及生命的状况，对于孤立性颈部穿透性损伤不推荐颈椎固定。

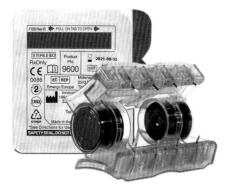

图 3-4　止血夹

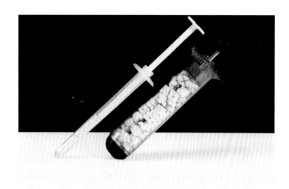

图 3-5　极速膨胀海绵系统

## 3.3.2　术前准备

所有 PNI 患者都要进行连续的心脏监测和脉搏血氧测定监测，并且根据需要进行辅助供氧，以维持血氧饱和度 92% 以上。由于可能存在同侧静脉损伤，应尽可能在损伤对侧置入两条大口径（如 14G 或 16G）静脉通路。当患者存在血管损伤的硬征象时，应该立即进入手术室行探查、血管控制及修复，并做交叉配血、启动输血方案。理想的条件是在杂交手术室，当遇到颈部 I 区和 III 区血管损伤，开放手术难以控制时，可在 DSA 下行造影及腔内治疗。对于存在血管损伤的软征象或无症状的患者，传统观点认为 II 区损伤直接开放手术，

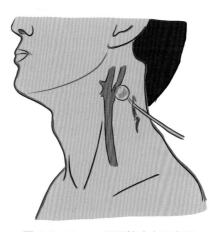

图 3-6　Foley 导尿管止血示意图

I 区和 III 区损伤倾向腔内手术，但多项研究发现此原则有很高的非必要手术概率，为了避免不必要的手术创伤和风险，目前提倡"无区域"理念，即在术前进行 CTA 检查，以明确损伤的程度和部位以及是否需要手术，对手术的指导也有非常明确的意义，明显优于通过创伤位置检查来评估损伤部位，尤其对于火器伤，更加无法追寻伤口轨迹和入口出口，CTA 检查同时可以减少漏诊、缩短住院时间，其对颈部穿透伤的评估敏感性可达 100%，特异性 97.5%。对于无需手术的软征象稳定患者，建议至少 24 小时的临床观察（表 3-5），若患者出现体征加重或恶化，建议重新评估其后续处理。手术同时需要准备下肢消毒，以获取大隐静脉作为自体静脉搭桥。若怀疑头臂干、锁骨下动脉损伤则可能需要行胸骨切开控制近端出血。

表 3-5　对软征象稳定患者的临床观察

| 检查 | 发现 | 结论 |
|---|---|---|
| 总体特征 | 精神意识状态下降 | 血管损伤或脑的低灌注（如：脑出血，低血压） |
| | 与休克相似的症状 | 血管损伤；休克；脊髓损伤 |
| | 痛苦（如：焦虑、呼吸困难） | 气道闭塞或张力性气胸所致缺氧 |
| 口咽检查 | 唾液带血 | 口咽损伤 |
| | 咯血，呕血，吞咽困难，吞咽痛 | 口咽或喉气管的损伤 |
| 声音 | 喘鸣 | 多种原因所致气道闭塞（扩大的血肿，喉气管的损伤） |
| | 发音障碍 | 喉气管损伤、喉部神经损伤 |
| 气管位置 | 气管移位 | 内脏损伤或血管损伤进展至质变效应 |
| | | 张力性气胸（最可能与Ⅰ区的颈部穿透性损伤有关） |
| 颈部体征，触诊，听诊 | 扩大的血肿，震颤或杂音 | 血管损伤 |
| | 捻发音 | 气管漏气，气胸，喉气管或咽食管的损伤 |
| | 颈前压痛 | 喉气管的损伤 |
| 神经检查 | 局灶性神经功能缺损 | 脊髓神经或者脑神经损伤（神经麻痹或横断） |
| | 霍纳综合征（瞳孔缩小，上睑下垂，无汗） | 交感神经损伤（考虑邻近血管损伤） |

### 3.3.3　手术要点

#### 3.3.3.1　颈动脉创伤

过去，颈部血管损伤通常予以结扎处理，患者术后出现偏瘫但可以存活（图 3-7）。20 世纪 50 年代，Frank Spencer 采用了动脉修补手术并且取得更好的效果。因此应该尽可能重建或修复颈动脉，单纯结扎并不推荐。开放手术修补的相对禁忌证为手术无法触及的病变、从昏迷开始延迟超过 3~4 小时、入院 CT 显示大面积脑梗死、手术暴露和开放性血栓切除术后远端动脉段无反流血（图 3-8）。

开放手术一般沿胸锁乳突肌前缘切开，切开颈阔肌，游离、结扎面静脉，打开下方的颈动脉鞘，牵拉颈内静脉暴露颈动脉，注意保护旁边的迷走神经，沿颈内静脉内侧解剖，暴露颈内动脉近端，也可以使用血管内球囊闭塞来建立近端控制。通过胸骨正中切口进行近端控制后，沿同侧胸锁乳突肌前缘扩展切口，可以很好地暴露颈动脉。打开颈动脉鞘并向侧方牵拉颈内静脉，就会暴露出通常位于颈动脉分叉附近的面静脉。应结扎并切断面静脉，以便侧向牵拉颈内静脉并进一步暴露颈动脉。应注意识别并保护颈动脉鞘内的迷走神经。沿颈内静脉内侧边缘向头侧解剖，暴露颈内动脉近端。沿颈内动脉外侧分离暴露舌下神经。

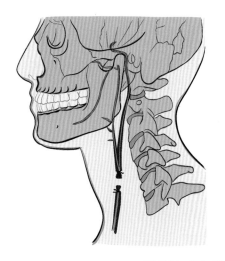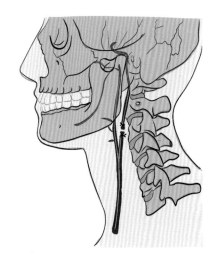

图 3-7　颈总动脉及颈内动脉结扎

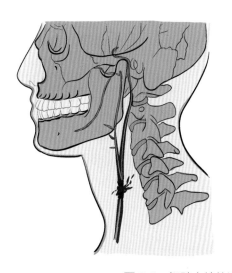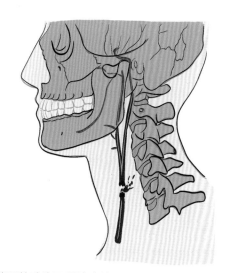

图 3-8　切除血栓的远端颈总动脉无反流血液

在Ⅱ、Ⅲ区交界处，对颈内动脉的更远端暴露可能需要切断枕动脉和二腹肌。应仔细识别并保护食管旁神经和副神经，这两条神经通常位于二腹肌后腹的后面和上方，其在Ⅲ区暴露时有受损风险。切断肩胛舌骨肌和肩胛舌骨韧带可以暴露颈内动脉进入颅底的部分。

在暴露损伤部位之前，一定要控制近端血管以防止大出血。阻断血管之前，应给予全身肝素化防止血栓形成，同时也要评估肝素化的出血风险，相应给予调整剂量。可先使用2~3Fr Fogarty 球囊导管于近段及远端取栓，避免使用过大的导管，防止其引起血管痉挛、穿孔、破裂等。如果需要立即建立颈内动脉血流，可以使用血管分流管，使得患者获得及时的头向血供。

采用何种方式修复取决于损伤的程度，对于损伤程度轻，可以直接使用血管缝线修补或者使用血管补片修补。对于严重的血管损伤，无法直接修复，需要行端端吻合或者使用移植物搭桥（图3-9）。一般首选自体血管移植物，尤其对于有合并消化道损伤、严重污染性的创伤，除此，人工血管也是一种良好的选择。对于近端颈内动脉损伤，无法获得血管移植物时，将颈外动脉切断转位成颈内动脉并与其远端吻合也是一种选择。Ⅲ区颈内动脉可能延伸至颅底，手术难以直接修复，此时腔内治疗可能是更好的选择（图3-10）。如果急需控制灾难性的出血，可直接结扎，术后脑卒中概率很高，术中可借助血管超声、血管造影评估修复的血管通畅情况。颈外动脉损伤如果难以修补的情况下也可以直接结扎，由于存在对侧侧支血运，一般术后无严重后果。

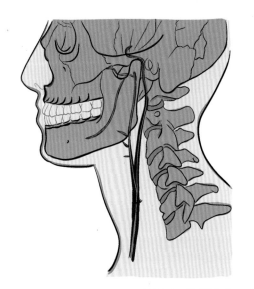 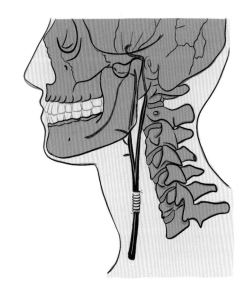

图3-9　直接吻合、人工血管移植重建颈总动脉

腔内治疗适用于外科手段难以暴露的损伤，一般为Ⅰ区或Ⅲ区损伤，可经股动脉入路，用导管导丝选入颈动脉内，出血引起的假性动脉瘤和动静脉瘘可采用覆膜支架覆盖、栓塞以及球囊贴壁治疗，术后需要双抗治疗至少3个月。美国创伤中心数据显示，目前约有12%的颈动脉创伤患者接受腔内治疗。随着杂交（复合）手术室的普及，外科结合腔内治疗必将进一步发展。

### 3.3.3.2　椎动脉创伤

椎动脉因受到横突孔骨管保护，其损伤相比颈动脉要明显减少，处理取决于损伤的解剖节段以及对侧椎动脉的情况。与颈动脉相比，椎动脉更难通过手术探查，因此手术修复更具挑战性。因此对于大多数穿透性或钝性损伤，无论其损伤

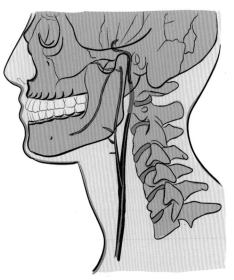

图3-10　接近颅底的颈内动脉
　　　　腔内支架置入术

节段如何，都可采取结扎、栓塞、骨蜡、Fogarty 球囊阻断或非手术治疗手段。首先评估患者是左椎还是右椎动脉优势，如果确定受伤的椎动脉是优势椎动脉，应尽量维持其头向血流，但椎动脉大量出血，可结扎或栓塞，并做好后循环卒中的准备。

对于需要开放手术修复的椎动脉创伤，V1 段椎动脉可通过胸锁乳突肌双头肌上方做内侧横向锁骨上切口。分离双头肌或纵向切开双头肌可以暴露颈动脉鞘。打开颈动脉鞘，向内侧牵开颈动脉，向外侧牵开迷走神经和颈内静脉，并分离椎动静脉。因 V2 段走行通过骨性横突孔，暴露 V2~V4 段更具挑战性。通过与暴露 V1 段相同的切口，在颈后深部可以看到颈长肌，将这层肌肉从下面的骨结构上撕离，可以看到横突的前结节和椎体。可用咬骨钳移除椎孔前缘的骨部以暴露椎动脉。由于此处有骨管静脉丛，在此解剖可能出现严重的出血。同时避免损伤椎动脉后方的神经根。V3 段椎动脉需要通过后耳道途径暴露。V4 段只能通过颅骨切开术暴露。暴露 V3 段和 V4 段最好在神经外科医生的协助下进行。如果修复困难，也可直接介入栓塞。

对于颈动脉和椎动脉的钝性损伤，一般需要抗血小板或者抗凝治疗，可降低神经系统事件发生率。一项回顾性研究调查了 147 例钝性颈动脉损伤患者，未治疗组卒中率为 25.8%，接受任何形式的抗血小板或抗凝治疗组卒中率为 3.9%。钝性颈动脉创伤的卒中率与损伤程度呈正相关。而不同程度的钝性椎动脉损伤卒中率较稳定，约为 20%。

### 3.3.3.3 钝性颈部血管损伤

钝性颈动脉损伤及椎动脉损伤统称为钝性脑血管损伤（vertebral artery，VA），与锐性损伤机制不同，其处理原则也不尽相同。目前其损伤包括 4 种基本机制：

① Ⅰ型颈动脉损伤　涉及暴力直接作用于颈部（例如安全带损伤、扼勒颈部或濒临吊死），约占钝性颈动脉损伤的 10%。

② Ⅱ型颈动脉损伤　由头颈部过伸或向对侧旋转所致。其可能是最常见的损伤机制（图 3-11）。上 3 个颈椎（C1~C3）的外侧关节突和椎弓根投射比下 4 个颈椎（C4~C7）更靠前。因此在上段，颈部过伸时颈内动脉可被外侧突起牵拉。寰枢关节的旋转可导致对侧 C1 横突前移，从而加重拉伸损伤。

③ Ⅲ型颈动脉损伤　涉及影响下颌角处颈内动脉的口腔内创伤。此型损伤可见于跌倒时口内有硬物的患者，如跌倒时口含牙刷的儿童。

④ Ⅳ型颈动脉损伤　是由颅底骨折所致的颈动脉撕裂伤，最常见于颈动脉管区域。

无论损伤的基础机制如何，大部分情况下的病理损伤都是内膜撕裂。暴露的内皮下胶原可促进血小板聚集及血栓形成，这可能导致血管完全闭塞或脑循环栓塞。内膜撕裂可保持稳定，或者可能出现向头侧进展的内膜下夹层，后者可因假腔压迫真腔导致管腔狭窄或急性血管闭塞。少数情况下会出现动脉部分或完全横断，导致假性动脉瘤形成或破裂处不受周围限制而使血肿不断扩大。假性动脉瘤可增大而导致血管腔受压和闭塞，或者可能破裂；如果假性动脉瘤内含有血栓，则可能成为血小板血栓栓塞的来源。破裂可能导致颅内或颅外出血，或者形成动静脉瘘。这些损伤往往是致命性的。

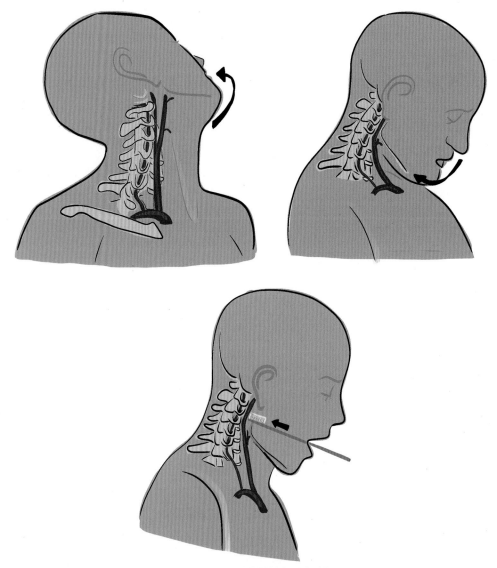

图 3-11　颈动脉钝性损伤机制

　　血管横断损伤需要立即控制出血。其损伤的临床表现差异很大，取决于受累血管、损伤部位、损伤级别和任何既存的脑血管疾病。大多数患者就诊时可无症状，有 25%~50% 的患者在创伤 12 小时后才出现相关体征或症状。但患者出现如下表现时，应紧急行诊断性评估：颈部、口、鼻或耳的急性动脉出血；颈部血肿扩大；50 岁以下患者出现颈部血管杂音；局灶性或偏侧性神经功能障碍，例如轻偏瘫、短暂性脑缺血发作、Horner 综合征、眼交感神经麻痹、椎基底动脉供血不足等。60% 的颈动脉或椎动脉夹层患者会出现颈、面、耳、眼眶周围疼痛。

　　钝性颈动脉损伤的独立危险因素包括格拉斯哥昏迷评分（Glasgow coma scale，GCS）<6、岩骨骨折、弥漫性轴突性脑损伤以及 LeFort Ⅱ 型或 LeFort Ⅲ 型骨折（表 3-6）。目前主要治疗手段为抗血栓治疗，即抗凝或抗血小板，据回顾性研究报道，与未治疗患者相比，用

肝素或抗血小板药物治疗的患者缺血性神经系统事件发生率降低且神经系统结局更好。首先可根据体重给予普通肝素 15U/（kg·h）输注（无负荷剂量），使活化部分凝血活酶时间（activated partial thromboplastin time，aPTT）达到 40~50 秒。对于有肝素抗凝治疗禁忌证或没有条件使用肝素的患者，推荐抗血小板药物（阿司匹林 325mg/d 或氯吡格雷 75mg/d）。当前尚无关于直接凝血酶抑制剂或因子Xa抑制剂治疗钝性脑血管损伤的数据，目前更加倾向于单抗而非双抗，因其可能增加出血风险。抗凝药物主要为华法林，有研究发现其安全性、经济性不如抗血小板药物，也有研究显示与抗凝药物相比，抗血小板药物治疗的患者因脑卒中再入院率更高。关于治疗药物、治疗持续时间或者治疗终点的最佳方案仍有待进一步探索。

表 3-6　Denver 的钝性脑血管损伤筛查标准

| 钝性脑血管损伤筛查标准 |
| --- |
| 1. 所有的颈椎骨折； |
| 2. 无法解释的与颈动脉管内的颅底骨折成像不一致的神经功能障碍； |
| 3. LeFort Ⅱ 或 LeFort Ⅲ 损伤； |
| 4. 颈部血肿； |
| 5. 霍纳综合征； |
| 6. 颈部杂音； |
| 7. 缺血性卒中； |
| 8. 格拉斯哥昏迷评分 < 6 分的头部损伤； |
| 9. 存在缺氧性损伤 |

钝性颈部血管损伤可用的分级系统：Ⅰ级，血管内膜不规则或血管夹层且血管腔狭窄 <25%；Ⅱ级，血管夹层或血管壁内血肿伴血管腔狭窄≥25%、血管腔内血凝块或可见的血管内膜瓣；Ⅲ级，假性动脉瘤或对血流动力学无显著影响的动静脉瘘；Ⅳ级，完全闭塞；Ⅴ级，血管横断伴活动性外渗（出血）或显著影响血流动力学的动静脉瘘（表 3-7）。对于Ⅱ~Ⅴ级损伤患者，建议采取手术治疗。手术治疗与颈部血管穿透伤、锐性损伤的治疗原则一致，在此不再赘述。有持续神经系统功能障碍的超急性缺血患者，在平衡出血的前提下可溶栓、取栓治疗。

表 3-7　Denver 的钝性脑血管损伤的影像分级

| | |
| --- | --- |
| Ⅰ级 | 血管壁不规则或血管壁内血肿引起狭窄 < 25% |
| Ⅱ级 | 血栓或内膜卷缩或血管壁内血肿引起狭窄 ≥ 25% |
| Ⅲ级 | 假性动脉瘤、动静脉瘘 |
| Ⅳ级 | 血管闭塞 |
| Ⅴ级 | 血管横断 |

关于治疗药物、治疗持续时间的最佳选择目前仍无统一标准，且患者的合并伤往往是抗栓治疗的禁忌证。部分患者可以采取腔内治疗。

### 3.3.3.4　静脉创伤

颈部锐性损伤中约 16% 的患者会损伤颈内静脉，由于静脉系统压力较低，因此不是所有静脉损伤都需手术修复，若 CTA 检查提示无动脉损伤仅有静脉损伤，可采取保守治疗。如果术中发现颈内静脉损伤，建议原位缝合；若是其他表浅静脉损伤，建议直接结扎。如果双侧颈内静脉都有损伤，处理中应至少保留一侧颈内静脉，以防止术后出现颅内高压和面部水肿。

## 3.3.4　术后管理、并发症及预后

接受颈部血管手术的患者，术后最好转 ICU 监测，观察血管、神经系统体征。脑水肿、脑梗死、脑出血可能表现为神经系统状态恶化，颅内压增高可引起血流动力学不稳定（如心动过缓和高血压），可使用钙通道阻滞剂。对于无神经症状的颈部血管损伤，因其对低血压较敏感，可能导致继发性脑损伤，需要严格维持平均动脉压（70~90mmHg）和避免低氧血症。切口内留置引流管并每日监测引流量。

对于使用人工血管或自体静脉重建颈动脉的患者，都应给予抗血小板治疗，最少维持30 天。支架置入后的患者至少需要行 6 个月的双联抗血小板治疗。随访期间，推荐使用超声或 CTA 检查，评估支架内再狭窄情况。

颈动脉重建后对侧神经功能障碍通常由脑水肿或修复处闭塞引起，处理脑水肿需要监测颅内压，限制脑肿胀，难治性脑水肿应采取颅骨切开。是否需要再次手术探查取决于神经功能缺损程度、头部 CT 结果和血流动力学。头部 CT 未见明显损伤的稳定患者，应尽快再次手术。术中血管造影有助于评估早期修复失败原因。头部 CT 显示大面积损伤者，因其预后较差，最好采取保守治疗。

穿透性颈动脉创伤全因死亡率为 60%，明确颈动脉损伤死亡率 20%~42%。急诊入院时低血压或昏迷提示预后较差，手术治疗可使 92% 有神经缺损的患者症状稳定或改善。对于完全闭塞的颈动脉创伤患者，神经系统改善的概率仅为 42%~64%。枪弹伤和更复杂手术修复预后较差。钝性血管损伤患者，约有一半以上的Ⅰ级损伤、少数Ⅱ级损伤可以完全愈合，大部分Ⅲ级、Ⅳ级损伤在随访时无明显变化，甚至发生进展。钝性脑血管损伤后脑卒中的死亡率为 23%~28%，48%~58% 的存活者有永久性严重神经功能障碍。颈内动脉损伤所导致的死亡率和脑卒中发生率分别为 13%~21% 和 26%~41%，颈总动脉损伤导致的死亡率和脑卒中发生率似乎更低（均为 11%）。对于椎动脉损伤，后循环缺血性卒中的发生率为 14%~24%，相关的病死率为 4%~8%。

## 参考文献

[1] 郭伟, 刘杰. 颈部血管创伤诊断及治疗 [J]. 中国实用外科杂志, 2014, 34 (12): 1133-1136.
[2] 曲乐丰, 柏骏, 吴鉴今. 颈动脉外伤处理原则 [J]. 中国实用外科杂志, 2020, 40 (12): 1366-1369. DOI: 10. 19538/j. cjps. issn1005-2208. 2020. 12. 06.

［3］ Evans C, Chaplin T, Zelt D. Management of major vascular injuries: neck, extremities, and other things that bleed［J］. Emerg Med Clin North Am, 2018, 36 (1): 181-202. DOI: 10. 1016/j. emc. 2017. 08. 013.

［4］ Jianjin W, Bin X, Jun B, et al. Analysis of types and treatment methods of cervical massive hemorrhage［J/OL］. National Medical Journal of China, 2021, 101 (29): 2283-2287. DOI: 10. 3760/cma. j. cn112137-20210109-00063.

［5］ Al-Assal K, Thuhabat J, Al-Khafaji A. The importance of anatomical zonal classification in the early management of penetrating neck injuries［J/OL］. AL-Kindy College Medical Journal, 2020, 16: 74-77. DOI: 10. 47723/kcmj. v16i1. 198.

［6］ Tessler R A, Nguyen H, Newton C, et al. Pediatric penetrating neck trauma: Hard signs of injury and selective neck exploration［J/OL］. Journal of Trauma and Acute Care Surgery, 2017, 82 (6): 989-994. DOI: 10. 1097/TA. 0000000000001407.

［7］ Ko J W, Gong S C, Kim M J, et al. The efficacy of the "no zone" approach for the assessment of traumatic neck injury: a case-control study［J/OL］. Annals of Surgical Treatment and Research, 2020, 99 (6): 352-361. DOI: 10. 4174/astr. 2020. 99. 6. 352.

［8］ Chandrananth M L, Zhang A, Voutier C R, et al. "No zone" approach to the management of stable penetrating neck injuries: a systematic review［J/OL］. ANZ journal of surgery, 2021, 91 (6): 1083-1090. DOI: 10. 1111/ans. 16600.

［9］ Elshaer A, Mansour D, Elwan H. A tailored protocol in management of penetrating neck injuries: experience at a level 1 trauma centre［J/OL］. International Surgery Journal, 2021, 8. DOI: 10. 18203/2349-2902. isj20210052.

［10］ Borsetto D, Fussey J, Mavuti J, et al. Penetrating neck trauma: radiological predictors of vascular injury［J/OL］. European Archives of Oto-Rhino-Laryngology, 2019, 276. DOI: 10. 1007/s00405-019-05517-2.

［11］ Boulton A J, Lewis C T, Naumann D N, et al. Prehospital haemostatic dressings for trauma: a systematic review［J/OL］. Emergency medicine journal, 2018, 35(7): 449-457. DOI:10.1136/emermed-2018-207523.

［12］ Leonard J, Zietlow J, Morris D, et al. A multi-institutional study of hemostatic gauze and tourniquets in rural civilian trauma［J/OL］. The Journal of Trauma and Acute Care Surgery, 2016, 81(3): 441-444. DOI:10.1097/TA.0000000000001115.

［13］ Shina A, Lipsky A M, Nadler R, et al. Prehospital use of hemostatic dressings by the Israel Defense Forces Medical Corps: A case series of 122 patients［J/OL］. The Journal of Trauma and Acute Care Surgery, 2015, 79(4 Suppl 2): S204-S209. DOI:10.1097/TA.0000000000000720.

［14］ Hatamabadi H R, Asayesh Zarchi F, Kariman H, et al. Celox-coated gauze for the treatment of civilian penetrating trauma: a randomized clinical trial［J/OL］. Trauma Monthly, 2015, 20(1): e23862. DOI:10.5812/traumamon.23862.

［15］ Simpson C, Tucker H, Hudson A. Pre-hospital management of penetrating neck injuries: a scoping review of current evidence and guidance［J/OL］. Scandinavian Journal of Trauma, Resuscitation and Emergency Medicine, 2021, 29(1): 137. DOI:10.1186/s13049-021-00949-4.

［16］ Tan E C T H, Peters J H, Mckee J L, et al. The iTClamp in the management of prehospital haemorrhage［J/OL］. Injury, 2016, 47(5): 1012-1015. DOI:10.1016/j.injury.2015.12.017.

［17］ Onifer D J, Mckee J L, Faudree L K, et al. Management of Hemorrhage From Craniomaxillofacial Injuries and Penetrating Neck Injury in Tactical Combat Casualty Care: iTClamp Mechanical Wound Closure

Device TCCC Guidelines Proposed Change 19-04 06 June 2019 ［J/OL］. Journal of special operations medicine: a peer reviewed journal for SOF medical professionals, 2019, 19(3): 31-44. DOI:10.55460/H8BG-8OUP.

［18］ Warriner Z, Lam L, Matsushima K, et al. Initial evaluation of the efficacy and safety of in-hospital expandable hemostatic minisponge use in penetrating trauma ［J/OL］. The Journal of Trauma and Acute Care Surgery, 2019, 86(3): 424-430. DOI:10.1097/TA.0000000000002091.

［19］ Jose A, Arya S, Nagori S A, et al. Management of Life-Threatening Hemorrhage from Maxillofacial Firearm Injuries Using Foley Catheter Balloon Tamponade ［J/OL］. Craniomaxillofacial Trauma & Reconstruction, 2019, 12(4): 301-304. DOI:10.1055/s-0039-1685461.

［20］ Jenkins L N, Rezende-Neto J B. Current Management of Penetrating Traumatic Cervical Vascular Injuries ［J/OL］. Current Surgery Reports, 2020, 8(8): 15. DOI:10.1007/s40137-020-00258-2.

［21］ Maschmann C, Jeppesen E, Rubin M A, et al. New clinical guidelines on the spinal stabilisation of adult trauma patients - consensus and evidence based ［J/OL］. Scandinavian Journal of Trauma, Resuscitation and Emergency Medicine, 2019, 27(1): 77. DOI:10.1186/s13049-019-0655-x.

［22］ Ibraheem K, Khan M, Rhee P, et al. "No zone" approach in penetrating neck trauma reduces unnecessary computed tomography angiography and negative explorations ［J/OL］. The Journal of Surgical Research, 2018, 221: 113-120. DOI:10.1016/j.jss.2017.08.033.

［23］ Kenji I, Hande A, J S M, et al. Multicenter evaluation of temporary intravascular shunt use in vascular trauma ［J/OL］. The journal of trauma and acute care surgery, 2016, 80(3) ［2023-08-30］. https://www.zhangqiaokeyan.com/journal-foreign-detail/0704011693768.html.

［24］ Blitzer D N, Ottochian M, O'Connor J, et al. Penetrating Injury to the Carotid Artery: Characterizing Presentation and Outcomes from the National Trauma Data Bank ［J/OL］. Annals of Vascular Surgery, 2020, 67: 192-199. DOI:10.1016/j.avsg.2020.03.013.

［25］ Strickland M, Roedel E, Inaba K. Penetrating Cervical Vascular Injuries ［J/OL］. Current Trauma Reports, 2019, 5(1): 40-47. DOI:10.1007/s40719-019-0161-7.

# 4. 颈部血管创伤的一站式治疗

颈部是人体重要且结构复杂的区域，气道、消化道、血管、神经等紧密毗邻，但却没有类似躯干那样的骨骼、肌肉保护，一旦发生损伤常导致较高的死亡率和并发症发生率。多数伤者因处理不及时、方法不正确常在现场死亡，至今尚无颈部血管创伤的大样本致死、致残率报道。正是由于颈动脉损伤高致死致残率、临床救治困难，属于公认临床难题，甚至有学者认为属于一线放弃救治范畴。目前关于颈动脉外伤的救治与处理报道研究较少，包括美国最新的战术战伤救治（tactical combat casualty care，TCCC）指南中，也未提及相关内容。本章结合国内外相关进展及我中心经验，从现场急救、早期救治、转运后送、康复治疗等角度浅谈颈部血管外伤的一站式治疗原则。

## 4.1 现场急救与转移后送

### 4.1.1 现场颈部血管创伤的伤情评估与分型

笔者根据既往文献报道和相关处置经验，将颈部血管创伤的现场伤情评估分为 5 型：

① Ⅰ型 静脉出血型，又分为：Ⅰa 型，浅静脉出血；Ⅰb 型，深静脉出血。

② Ⅱ型 动脉出血型，又分为：Ⅱa 型，压迫可控气道通畅；Ⅱb 型，压迫可控气道梗阻；Ⅱc 型，压迫不可控。

③ Ⅲ型 动脉出血复合型，又分为：Ⅲa 型，动脉气管伤；Ⅲb 型，动脉食管伤；Ⅲc 型，多器官联合伤。

④ Ⅳ型 动脉闭塞型。

⑤ Ⅴ型 复杂型，多处动脉静脉及其他器官创伤。

颈部血管创伤的三大核心挑战分别是：a. 血肿压迫引起的气道阻塞（airway obstruction）；b. 大量失血导致的失血性休克（bleeding）；c. 血肿压迫或局部动脉夹层引起的大脑缺血（cerebral ischemic）。所以临床救治应遵循气道重建（airway rebuild）、有效动脉止血及血运重建（bleeding revascularization）、时间窗内恢复大脑血供（cerebral blood flow reconstruction）的"ABC"黄金救治原则，依据分型、遵循"ABC"原则进行现场急救与转移后送（图 4-1）。

#### 4.1.1.1 Ⅰ型：静脉出血型

① Ⅰa 型 浅表静脉出血缓、颜色深，一般以手掌压迫或者辅助纱布压迫 3~5 分钟均

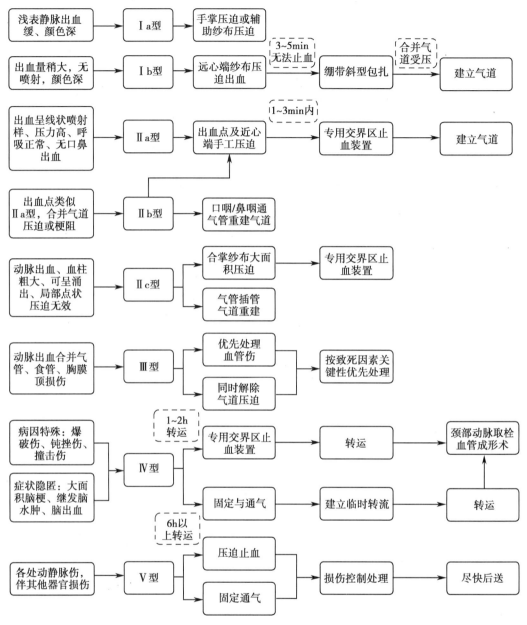

图 4-1 不同分型下现场急救与转移后送流程图

可止血。

② Ⅰb型 深静脉出血，出血量稍大但无喷射，多数发生在颈内静脉。立即压迫出血点及远心段（静脉向心脏回流）即可止血，3~5分钟无法自行止血者，辅以绷带斜向包扎。合并气道受压者快速及时建立气道。

### 4.1.1.2 Ⅱ型：动脉出血型

颈部动脉出血是颈部血管创伤最为严重的情况，病死率极高。是救治研究的重点。

① Ⅱa型 压迫可控气道通畅型，特点是出血呈线状喷射样、压力高，伤员呼吸正常，

无明显口鼻出血。此种情况一旦发生，应采用手工压迫止血，要点是压迫出血点及近心端，以示指和无名指指尖压迫关键出血点，无需大面积压迫（压迫点分散，容易造成大面积皮下血肿），同时密切观察呼吸道情况。为了稳定止血效果，为转运创造机会，使用交界区止血固定装置。

② Ⅱb型 压迫可控气道梗阻型，出血特点类似，但早期或者压迫过程中出现气道压迫或者梗阻情况，此时需要在压迫止血的同时，选择口咽通气管或鼻咽通气管快速重建气道，再固定止血、后送。

③ Ⅱc型 动脉出血，血柱粗大、呈涌出状态，局部点状压迫无效。此时需要立即双手合掌，掌心填塞纱布大面积覆盖压迫，无论有无气道症状，立即重建气道，此时大多需要气管插管。快速辅助交界区止血固定装置。

### 4.1.1.3 Ⅲ型：动脉出血复合型

此型常伴有颈部气管食管甚至胸膜顶的损伤，原则是积极处理血管损伤，并且按照致死因素的重要性和紧迫性确定处理的优先顺序。

### 4.1.1.4 Ⅳ型：动脉闭塞型

颈部血管闭塞多因爆破伤、钝挫伤、撞击伤等导致的血管受损、内膜破坏而继发急性血栓形成或者夹层。静脉闭塞多无需特殊处理，而急性颈部动脉闭塞、动脉夹层，可使大脑血供中断发生急性大面积脑梗，或者血栓脱落致颅内动脉导致急性栓塞，以上均可继发脑水肿、脑出血致死亡。

创伤所致颈部血管闭塞，多有皮肤、软组织、受损，血管具有不同程度损伤，很多是在断裂、破裂基础上血栓闭塞。因此，在外力作用、搬动转运过程中，随时可发生血管破裂出血、血栓脱落栓塞等情况。同时，创面污染、污染侵蚀等进一步加重闭塞病变甚至恶化。与前两种颈部创伤处理不同，闭塞病变的处理紧迫性相对稍低，在脑缺血时间窗内解除闭塞、恢复血流、修复血管即可达到救治效果。

时间窗是制定救治策略的关键，如能在3~6小时内转运至后方，则一线行颈部创伤保护和固定，使用交界区止血固定装置，达到保护创面、防止感染、腐蚀，转运至后方后行"颈部动脉取栓、血管成形术"恢复血管管腔、修复血管病变、复通血流。

如预计无法在脑缺血耐受时间范围内完成转运处理，则在一线转运过程中，条件允许的情况下使用颈部创伤保护固定装置行颈部创伤保护和固定，再建立临时颈部血管转流，以暂时恢复闭塞侧脑血管，为转运处理赢得宝贵时间。为达到以上转流，使用"便携式血管超声"，在超声定位下利用"穿刺型可固定快速血管转流装置"建立从上肢肱动脉或者对侧颈动脉至伤侧闭塞血管远端的临时血管转流通路。转运至后方后再进一步处理。

### 4.1.1.5 Ⅴ型：复杂型，多处动脉静脉及其他器官创伤

此型需遵循以上原则依据损伤器官的轻重缓急进行尽快压迫止血、气道维持并第一时间后送。

### 4.1.2 战创伤伤口的紧急处理和护理

战创伤出血凶猛，常因失血危及生命。现场应迅速有效止血，可使用指压、加压包扎、止血带等方法。然而，由于颈部的特殊的结构，颈部血管大出血往往缺乏有效的控制出血的手段，无法像四肢那样应用止血带。应遵循颈动脉外伤"ABC"救治原则，即在颈动脉急性损伤时，应立即压迫止血（如有搏动性出血）同时快速建立气管插管解除窒息压迫（airway obstruction），快速转运行颈动脉修复血运重建（bleeding），最终恢复或重建头向供血避免脑缺血（cerebral ischemic）。

在战术现场救护阶段，美国战术战伤救治指南指出，对于颈部出血的控制，应首先暴露伤口并评估出血情况，进行直接按压或按压出血最多的地方，从伤员急救包中取出止血敷料，进行伤口填塞。纱布卷成小球，完全暴露伤口，必要时剪开衣服，使用止血纱布紧紧填塞颈部伤口，直到填满为止（90 秒内完成填塞）。填满后，将多余纱布放在伤口上面，如果穿透物卡在伤员身体上，用绷带将其固定在原位，不要去除，确保纱布高于伤口 2~3 英寸 ❶，按压 3 分钟后重新评估。如果填塞后仍出血不止，应去除纱布重新进行填塞，填塞后再加一块纱布进行按压，直到出血停止。按压 3 分钟后，让伤员继续按压，用弹力绷带进行包扎，留足够长的头最后进行打结。同时保持对绷带和纱布的压力，用压力绷带或弹力绷带缠绕不少于一圈半，确保填塞物被包住，从伤侧颈部、胸前、对侧腋下、背部、进行斜向缠绕，用纱布的另一头缠绕颈部和腋下，同时保持张力和压力，不要在颈部使用加压杆，用纱布两头打个防滑结，用 3 英寸胶布缠绕绳结和纱布头至少一圈半。操作完毕后，使用绷带将伤侧胳膊固定到伤员胸部，继续评估伤口有无进一步出血，贴上出血标志，并放置在伤员身上。

## 4.2 院内"一站式"处置

### 4.2.1 多学科协作

对于颈动脉外伤的救治往往需要多学科协作，包括血管外科、神经内科、神经外科、骨科、口腔科、耳鼻咽喉科、影像科、胸心外科、麻醉科、重症医学科、输血科等通力合作，使得患者在急救、评估、手术、监护、康复等各个环节得到及时、合理的治疗。

① 血管外科　主要负责颅外段颈部血管创伤的评估救治，以及整体伤情的评估和科室之间的组织协调。

② 神经外科、神经内科　主要负责累及颅内段的血管创伤救治，以及颅内并发症的处置和预防。

③ 骨科　主要负责合并颈椎损伤的救治。

---

❶　1 英寸 =25.4mm。

④ 口腔科、耳鼻咽喉科　主要负责合并口腔颌面部外伤，呼吸道及咽喉部损伤。

⑤ 影像科　主要负责颈部及头颅相关 CT 及 MRI 的影像学评估，协助诊断与诊疗方案制定。

⑥ 胸心外科　主要负责合并肋骨骨折、食管损伤。

⑦ 麻醉科　主要负责气道维护及急诊手术麻醉支持。

⑧ 重症医学科　主要负责患者术后管理、生命支持与康复。

⑨ 输血科　主要负责患者输血相关支持。

## 4.2.2　入院处置及评估

患者转运至有条件进行颈动脉损伤修复的高级别医疗机构后，根据患者生命体征合理处置。整体流程图见图 4-2。

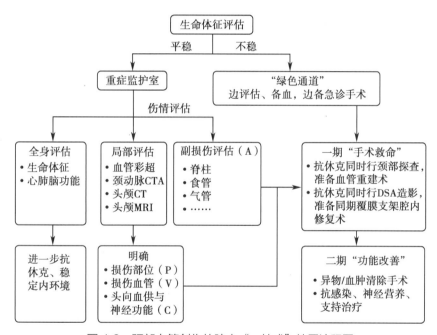

图 4-2　颈部血管创伤的院内"一站式"处置流程图

① 生命体征不稳者　如患者经过急救转运后，如生命体征难以维持，血流动力学不稳定或心肺功能衰竭，可以行 ECMO 生命支持后开通绿色通道，完成评估、备血等准备，直接送入手术室。迅速地对伤者进行全身和局部评估，重点对其生命体征、心肺脑功能进行评估。

② 生命体征相对稳定者　如生命体征相对平稳，可送至重症监护室。进一步行抗休克、稳定内环境等治疗，同时使用仪器设备严密监测患者生命体征。对于有条件的患者，完善血管彩超、颈动脉 CTA、头颅 CT 或 MRI 等，检查颈部动脉损伤部位（P）、损伤程度（V），明确头向血供与神经功能（C），以及脊椎、食管、气管等损伤情况。（图 4-1）

### 4.2.3　手术指征

凡是颈动脉损伤患者，存在颈动脉连续性破坏、血肿压迫、神经功能受损的情况，均需要进行外科干预。个别钝性损伤致颈动脉夹层的，经过保守治疗后可缓解或者痊愈。对于急诊手术指征，大多数学者意见基本一致，应包括以下几点：活动性出血、进行性血肿、失血性休克、严重皮下气肿、气管受压。

### 4.2.4　手术方式选择

#### 4.2.4.1　开放手术

对于开放伤且部位位于环状软骨与下颌角之间的 O1P2 型患者，可行开放手术探查。术中对颈动脉损伤程度进行探查，若为 I0 型轻微挫伤或不影响血流动力学的壁间血肿，则无需特殊处理血管；若为 I1 型，形成影响血流动力学的颈动脉夹层/闭塞，可行颈动脉切开、取栓、内膜切除或固定术；若为 I2 型，颈动脉部分断裂，可行颈动脉原位修补术或自体大隐静脉/人工补片修补术；若为 I3 型，颈动脉全部离断且缺损较大，尽量行人工血管或自体大隐静脉间置术重建颈动脉。若非抢救生命需要，尽量不推荐行颈动脉结扎术。重建颈动脉后，同期行颈部血肿清除术，解除气道压迫。

#### 4.2.4.2　介入及复合手术

对于颈动脉出血汹涌，开放手术无法有效控制出血的 P2 型；或者颈部解剖条件复杂、软组织损伤严重、严重污染等情况，无法进行有效外科止血的 P2 型（也见于放疗后颈动脉破裂患者）；或者损伤部位过低或过高的 P1 型和 P3 型，复合手术是有效的治疗方式。通过数字减影血管造影（digital subtraction angiography，DSA）进行弓上动脉造影，明确损伤位置及管腔条件，采用植入覆膜支架的方式修复破口、恢复头向血供，同期或者二期进行清除血肿，解除气道压迫，根据创面条件进行一期或者延期缝合。

### 4.2.5　围手术期管理与随访

离开手术室进入病房后，要继续观察评估患者有无神经功能并发症。对术后脑卒中、TIA、脑神经损伤等密切观察，出现声音嘶哑时，注意鉴别是否由于麻醉插管对声带等造成损伤。此外，需重点监测患者生命体征，尤其是血压、心率。颈动脉内膜斑块切除术（carotid endarterectomy，CEA）术后血压波动及心率过慢/过快等循环不稳的情况常见，通过合理监测并给予适当处理可有效控制，并有利于术后并发症的预防，建议收缩压控制在 120~140mmHg，心率在 80 次/分左右。血压过高可加重术后脑组织再灌注损伤，过低则灌注不足甚至血栓形成。过低或过高的心率不利于循环稳定及组织灌注，同时鉴别心率变化是否与循环容量相关，及时控制液体出入量。

患者术后脑组织的缺血再灌注及其损伤需要特别予以重视，轻者出现头晕、头胀、头痛等症状，部分不典型患者并无头部胀痛，但有短暂的精神兴奋、语言增多、失眠甚至性格改变、易怒等表现。以上再灌注表现一般持续 1~3 天，可抬高上半身体位，适当予以小剂量激素、间断脱水治疗。而严重者出现剧烈头痛、恶心、呕吐等脑水肿、颅内压增高表现及癫痫、脑出血等再灌注综合征者，必须予及时有效的脱水、降颅内压、脑组织保护手段等治疗。

再者，局部情况，包括颈部切口有无渗血、皮下有无血肿，血肿大小及对呼吸的影响均要密切观察，必要时行沙袋压迫切口减轻渗血、血肿切开清除以及气管切开等有创措施。注意鉴别皮下血肿与面静脉结扎后的局部静脉回流障碍导致的水肿，后者一般质地软，不易引起压迫症状。

嘱患者术后1个月、3个月、6个月、12个月及每年通过门诊复查及电话、短信等通信手段进行随访，收集患者术后颈动脉复查资料（颈动脉彩超、颈动脉CTA/MRA，DSA造影等），药物服用及调整情况，并发症情况（术后颈动脉假性动脉瘤、再狭窄、脑神经损伤恢复情况、TIA/脑卒中发生情况），二次手术情况，死亡情况等。随访中根据患者情况给予专业指导，完整记录并保存收集的资料以备科研使用。分析失访、漏访、拒访等原因，加强患者及家属对术后随访重要性、必要性的认识，提高随访率。

## 参考文献

［1］ 曲乐丰，柏骏，吴鉴今. 颈动脉外伤处理原则［J］. 中国实用外科杂志，2020, 40 (12): 1366-1369. DOI: 10. 19538/j. cjps. issn1005-2208. 2020. 12. 06.

［2］ 吴鉴今，曲乐丰，柏骏等. Viabahn 自膨式覆膜支架腔内修复外周动脉创伤性假性动脉瘤［J］. 介入放射学杂志，2015, 24 (07): 632-636. DOI: 10. 3969/j. issn. 1008-794X. 2015. 07. 018.

［3］ 曲乐丰，柏骏，吴鉴今等. 颈部血管大出血新分型及救治措施［J］. 中华医学杂志，2021, 101 (29): 2267-2270.

［4］ 吴鉴今，向斌，柏骏等. 颈部血管大出血分型与救治方法分析［J］. 中华医学杂志，2021, 101 (29): 2283-2287.

［5］ Sylvester P T, Moran C J, Derdeyn C P, et al. Endovascular management of internal carotid artery injuries secondary to endonasal surgery: case series and review of the literature［J］. J Neurosurg, 2016, 125 (5): 1256-1276. DOI: 10. 3171/2015. 6. JNS142483.

［6］ Evans C, Chaplin T, Zelt D. Management of Major Vascular Injuries: Neck, Extremities, and Other Things that Bleed［J］. Emerg Med Clin North Am, 2018, 36 (1): 181-202. DOI: 10. 1016/j. emc. 2017. 08. 013.

# 5. 颈部血管创伤的并发症及围手术期处置

## 5.1 颈部血管创伤的并发症与合并症

### 5.1.1 颈部血管创伤的原因及特点

颈部锐性创伤后大血管创伤的发生率为20%，颈部血管创伤是颈部创伤最常见也是最严重的类型之一。然而，由于颈部血管解剖结构复杂且局限在相对狭小的解剖空间内，以及症状常被合并头部、胸腹部等创伤所掩盖，更增加了评估和处理的难度。因此，在临床工作中必须予以足够重视并且予以正确诊断和治疗。

周围血管创伤占全部血管创伤的80%，伤者主要为年轻男性，致伤主要原因为高速火器伤（70%~80%）、刀刺伤（10%~15%）和钝性伤（5%~10%）。颈部血管创伤在所有血管损伤中虽仅占5%，但颈部血管供应颅脑血流，与肢体血管不同，应更予以重视。颈总动脉是最常见的损伤血管，然后是颈内动脉和颈外动脉，其创伤的病死率为2%~10%。颈动脉钝性损伤的检出率呈增加趋势，钝性颈动脉破裂伤占所有颈动脉创伤的3%~10%。椎动脉损伤少见，发生率为0.2%~0.8%。单纯的椎动脉出血很少危及生命，病死率为4%。锁骨下血管的损伤罕见，穿刺伤是锁骨下血管创伤的主要原因，胸廓出口的锁骨下动脉损伤常常危及生命，院前病死率高达50%~80%。钝性静脉损伤极少且应该考虑到带有胸骨和锁骨骨折。颈内静脉损伤发生于20%的穿刺性颈部创伤病例，而锁骨下静脉损伤这一比例高达50%。颈部血管创伤的原因主要包括穿刺伤和钝性损伤。颈部血管损伤中穿刺伤占95%，而钝性损伤较少见，占所有颈部血管创伤的5%~10%。在钝性脑血管损伤的病人中，脑梗死发生率25%~58%，病死率为31%~59%。椎动脉锐性伤的发生率为1.0%~7.5%，但是钝性伤的发生率近年来相对有所增加。

爆炸性因素是现代军事环境中最常见的致伤机制。这类爆炸通常包括震荡成分（原发性冲击伤）和穿透成分（二次冲击伤），其中原发破片（碎片是武器的一部分）和继发破片（这些都是由爆炸引起的）造成的多发穿透性损伤是造成死亡和重伤的主要原因。

虽然有学者提出不分区治疗颈部创伤的理念，但临床上仍常用"颈部三区域划分法"来指导诊断评价和治疗（图5-1）。第Ⅰ区域是指在胸部近端可获得控制的颈部血管至环状软骨以下；第Ⅱ区域是指环状软骨和下颌角之间，在颈部近远端可获得控制的血管；第Ⅲ区域是指下颌角以上，远端难以控制的颈部血管。第Ⅱ区域是最常见的损伤区域（47%），两个区域以上的损伤亦不少见。

## 5.1.2 颈部血管创伤并发症

需根据硬征象（探查指征）和软征象（密切观察）来对病人进行分类诊治。硬征象主要包括：休克、难以控制的低血压、搏动性出血、杂音和扩大的血肿、搏动消失或神经功能损伤加重。软征象主要包括出血状况、血肿的稳定性、神经损伤等。诊疗时需关注血管损伤所致的各种并发症。

### 5.1.2.1 出血与失血性休克

颈部血管丰富，且大血管比较表浅，血管损伤和失血是颈部创伤后最常见的死亡原因。然而，由于颈部的特殊结构，颈部血管大出血往往缺乏有效控制出血的手段，无法像四肢那样应用止血带。有的学者将颈部列为交界性区域，也尝试应用了一些器具用于止血，包括创面填塞止血颗粒/纱布、Foley导管球囊、应用新型止血器材 iTClamp 等，都取得了一些相应的效果。颈部大血管损伤后出血速度快且难以控制，易发展至失血性休克的状态，因此早期救治中止血非常重要。除此以外，颈部血管维持头向供血，当颈部血管受创大量出血时，难以维持脑部正常血供，易导致脑功能的损害。（图 5-2）

### 5.1.2.2 血肿与窒息

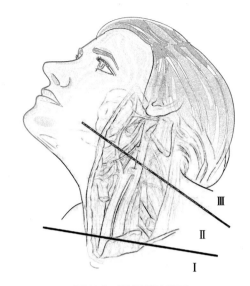

图 5-1 颈部颈动脉区

Ⅰ区从锁骨延伸到环状软骨，Ⅱ区从环状软骨延伸到下颌骨的角度，Ⅲ区从下颌骨的角度延伸到颅底

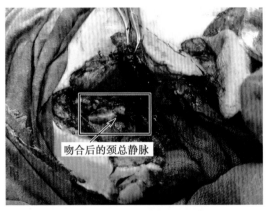

图 5-2 颈总静脉破裂出血修复

颈动脉和椎动脉的损伤，伴有或不伴有颈静脉损伤时，其搏动性血肿多在伤后第 2 天出现，有些在伤后第 1~5 天或更迟出现。动静脉血肿一般比单纯动脉血肿症状出现为早，有时在伤后几小时可听到杂音，而搏动的产生则在第 3~4 天后出现。当血肿和颈总动脉或颈内动脉相连通时，不仅在血肿部位可以听到收缩期杂音，且杂音常沿颈总动脉和其分支向中枢和外围传播。动脉血肿的特征包括有明显的搏动感，伴患侧头痛和放射性耳痛；颈内动脉血肿则有患侧视盘水肿和充血，静脉扩张以及视力减退现象；椎动脉损伤时，则无这些症状。

此外，颈内动脉血肿可向咽腔突出，如误诊为扁桃体周围脓肿而行切开，患者可能会立即死亡。进食不慎也可使其穿破引起大量出血。血肿若不及时处理，则可引起继发感染，也可招致出血和脑部并发症。一侧颈总动脉和颈内静脉血肿，由于循环障碍可发生偏盲，或有患侧眼底静脉曲张、动脉收缩及视力减退的表现。动静脉血肿的杂音比较明显，不仅沿血管传播，而且可在远离损伤的部位听到双杂音，患者自己也可听到颈部有持续性杂音。这是由于颅骨、锁骨、肋骨的传导所致。此外在局部还可以摸到持续性震颤。有时可以发生脉搏减弱和缓脉的现象，有的病例有前庭功能紊乱及严重头痛。

需要注意是，即使在早期没有气道受损的表现，也不能完全排除转运途中压迫移位、压迫不恰当等导致血肿进行性增大，进而导致气管塌陷、梗阻窒息的可能。因此，在院前急救及转运途中，对于气道功能的评估也同样重要。当面对止血困难的较大颈部创伤或存在较大血肿时，即使最初没有气道损伤的表现，早期以抗压导管气管插管等建立人工气道在一定程度上也是有益的。

### 5.1.2.3 钝性脑血管创伤

钝性脑血管损伤（blunt cerebrovascular injuries，BCVI）是一种非穿透性的颈动脉和/或椎动脉损伤，可导致创伤患者发生脑卒中。过去几十年来，对钝性脑血管损伤的认识和治疗取得了重大进展。许多钝性脑血管损伤患者表现出明显的症状和体征，然而，许多患者受伤后并无症状，而是在潜伏期后出现症状，潜伏期从 1 小时到几周不等。颈动脉钝性创伤患者典型表现为对侧感觉和运动功能减退、精神状况差或有闭合性头部损伤不能解释的神经受损。BCVI 的症状和体征包括局灶性神经功能缺损、颈部血肿扩大、头颅计算机体层扫描（computed tomography，CT）影像结果与神经功能缺损不一致、CT/磁共振成像（magnetic resonance imaging，MRI）影像上的卒中，BCVI 的危险因素有：高能量创伤、面部骨折、颈椎损伤（CSI）、创伤性脑损伤（TBI）合并胸部损伤。

### 5.1.2.4 创伤性栓塞

颈部的钝性伤害可以导致颈部大动脉血管壁和血管内膜肿胀剥离、撕裂，由此导致附壁血栓的形成或者血管闭塞，造成供应区的缺血。脑外伤后微血栓的形成在外伤后缺血性损害中起重要作用。近期研究认为微血栓形成是脑外伤后的普遍反应，是外伤后脑缺血形成的重要因素。创伤性栓塞的发病率以颈内动脉较高。因颈内动脉主要为脑和视器供给血液，故栓塞后果较严重。颈内动脉栓塞可发生于其颈段、岩骨段、海绵窦段或床突上段。颈内动脉栓塞多发生在颈部挫伤后，患者可有短暂性大脑缺血性发作，随后出现神经系统征象，此为颈内动脉栓塞的特征。解除血管痉挛和抗凝血治疗，可控制血栓发展。必要时行颈内动脉取栓手术。颈内动脉创伤性栓塞扩展至大脑及基底动脉环（Willis环）时，后果不良。其病死率和致残率比颈内动脉结扎术者为高。早期诊治可改善其预后。

### 5.1.2.5 感染

颈部血管创伤的穿刺伤比例较高，异物穿刺会提高感染的发生率，需严密观察患者的炎症指标，避免引发感染性休克。在进行血管重建时，首先应进行彻底清创，以避免发生感染等并发症。对于缺损≥3cm 的动脉损伤，应行血管旁路术以保证远端血供。血管重建后应积极防治感染，可给予伤员广谱抗生素，防止移植物感染造成不良后果。

### 5.1.2.6 创伤性高凝血症

创伤性高凝血症是创伤性凝血病（trauma-induced coagulopathy，TIC）以高凝状态为主要特征的表型，具有血管内皮损伤、促凝物质过度释放、高纤维蛋白原血症、血小板高反应性、抗凝机制受损、纤溶抑制等多种特征性血凝学改变。创伤时组织损伤一方面会释放大量组织因子（tissue factor，TF），激活外源性凝血途径，促使凝血酶大量生成；另一方面又会导致抗凝血酶（antithrombin，AT）活性下降，促进血栓形成（图 5-3）。组织损伤还会通过损伤相关分子模式（damage-associated molecular patterns，DAMPs）释放大量炎症小体，激活胱天蛋白酶后释放白介素 -1β 和白介素 -18，启动细胞焦亡。同时大量炎症介质的释放也会激活和放大凝血系统，通过炎症与凝血的交互作用加重凝血障碍。创伤应激时交感神经亢奋，激活肾上腺素系统大量释放儿茶酚胺类物质，进一步引起内皮细胞损伤。儿茶酚胺类物质还能增强凝血因子Ⅷ的活性，激活血小板并加强凝血酶诱导的血小板聚集，进而缩短血液凝固时间。

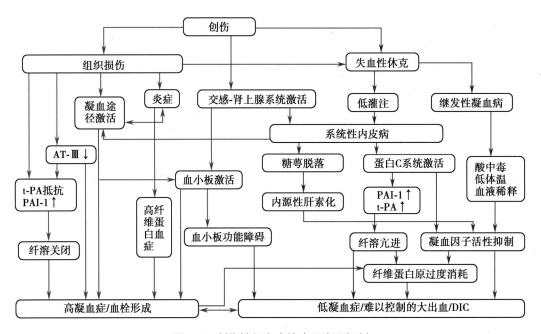

图 5-3　创伤性凝血病的病理生理机制

AT，抗凝血酶；DIC，弥散性血管内凝血；PAI-1，纤溶酶原激活物抑制物 -1；t-PA，组织型纤溶酶原激活物

在创伤救治过程中，应尽量避免药物、有创操作等医源性因素加重创伤性高凝血症。对于创伤性高凝血症患者且评估为出血高风险者，建议进行机械预防；如为出血低风险者，可进行机械预防联合药物预防。治疗创伤性高凝血症相关血栓的常见措施包括处理原发疾病、抗凝治疗、抗血小板治疗、介入治疗和溶栓治疗，具体治疗方案的选择应根据血栓的发生部位、形成时间和危害严重程度而定（表 5-1）。

表 5-1　创伤性高凝血症不同血栓常见并发症的抗栓治疗方案选择

| 治疗 | | 静脉系统 | | | | 动脉系统 | | | |
| --- | --- | --- | --- | --- | --- | --- | --- | --- | --- |
| | | 深静脉血栓 | 肺栓塞 | 门静脉血栓 | 颅内静脉血栓 | 心肌梗死 | 缺血性脑卒中 | 外周动脉闭塞 | 肠系膜动脉血栓 |
| 抗凝治疗 | 普通肝素 | √ | √ | √ | √ | √ | — | √ | √ |
| | 低分子肝素 | √ | √ | √ | √ | √ | — | √ | √ |
| | 磺达肝癸钠 | √ | √ | √ | √ | √ | — | √ | √ |
| | 华法林 | √ | √ | √ | √ | | | | √ |
| | 达比加群 | √ | | | | | | | √ |
| | 利伐沙班 | √ | | | | | | | √ |
| 抗血小板治疗 | 阿司匹林 | | | | | √ | √ | √ | √ |
| | 氯吡格雷 | | | | | √ | √ | √ | √ |
| | 替格瑞洛 | | | | | √ | √ | √ | √ |
| 溶栓治疗 | r-tPA | √ | √ | √ | — | √ | — | — | — |
| | 尿激酶 | √ | √ | √ | — | √ | | | |
| 介入治疗 | 经导管溶栓术 | √ | √ | √ | √ | √ | | √ | √ |
| | 血栓抽吸术 | √ | √ | √ | √ | √ | | √ | √ |
| | 机械取栓术 | √ | √ | √ | √ | √ | | √ | √ |
| | 血管成形术 | 限 cokett 综合征① | — | √ | — | √ | √ | √ | √ |
| | 支架植入术 | 限 cokett 综合征① | — | √ | — | √ | √ | √ | √ |

　　① cokett 综合征，即髂总静脉压迫综合征，为右侧髂总动脉压迫左侧髂总静脉引起静脉回流障碍，可表现为左下肢肿胀、浅静脉曲张和深静脉血栓。

### 5.1.2.7　其他动脉创伤

　　单纯的椎动脉创伤很少致命，然而，椎动脉创伤常因累及其他重要颈部血管而威及生命，需引起足够重视。由于颈部侧支循环丰富，患者通常无症状或仅有与主诉相关的神经系统损伤症状，椎动脉夹层的患者可能主诉颈部和头后部轻度疼痛。椎基底动脉供血不足可以表现为眩晕、恶心、耳鸣、共济失调、视力下降、声音嘶哑等症状，双侧椎动脉创伤可表现为更严重的昏迷、瞳孔固定和呼吸停止等。锁骨下动脉损伤极少，但其通常合并锁骨骨折、纵隔损伤和肺挫伤，合并损伤时通常需要行急诊手术治疗，长期病变会继发臂神经损伤。

颈静脉损伤需要同时考虑伴有胸骨和锁骨骨折的可能。当患者出现肢体末端的临床表现时，静脉损伤通常在典型手术区域发现。孤立的静脉创伤表现为血管损伤的硬性和软性体征，但患者很少发生低血压的情况。

### 5.1.3 颈部血管创伤合并症

颈部外伤后，除颈部血管创伤外，其他的合并伤应予以重视。喉及气管的损伤发生率为 9%~10%，食管和咽的损伤发生率为 4%~5%，脊髓和颈丛的损伤发生率为 1%~2%。这些部位的损伤症状包括：吞咽困难、呕吐、呕血、皮下气肿、气短等。如果患者出现声嘶、喘鸣等症状，60%~80% 的患者存在合并损伤。外伤和手术都有可能引起脑神经或其他重要神经的损伤，同时需积极评估是否有合并神经损伤症状和体征。

## 5.2 颈部血管创伤的术前准备

### 5.2.1 术前检查

#### （1）体格检查

根据前文所述的 TOPIC 分型进行体格检查，确定分型，帮助诊疗。如果颈部血管可以触及不规则的跳动，甚至闻及血管杂音、触及震颤，提示颈部血管出现器质性病变。若可在皮下可触及捻发音，表明合并呼吸道损伤。评估颈动脉和上肢脉搏以及双臂血压。压差或脉搏减少可能提示胸廓出口损伤。颈动脉损伤的患者可表现为对侧肢体缺陷、失语症或霍纳综合征。椎动脉损伤很少表现为神经系统症状，但后脑症状，如共济失调、头晕、呕吐、面部和身体阵痛，或视野缺陷，要求评估患者的脑血管系统。头痛、颈部、耳、面部或眶周疼痛的症状可能提示壁内出血或剥离。由于钝性脑血管损伤（blunt cerebrovascular injuries，BCVI）常与闭合性头部损伤密切相关，许多患者到达医院时，格拉斯哥昏迷评分（Glasgow coma scale，GCS）下降，这使得通过体格检查指导诊断成为一个挑战。BCVI 患者也可能在没有神经功能缺损的情况下到达急诊科，然后在 10~72 小时后出现迟发性神经功能缺损。对于钝性和穿透性椎动脉损伤，很少需要手术干预或血管内修复。

体格检查在评估穿透伤时极为重要，包括伤口的数量、位置和可能的运动轨迹。血管损伤的严重征象是搏动性出血、血肿扩大、远端脉搏缺失和可触及的震颤，所有这些都需要探查。软性体征包括周围神经缺损、现场明显出血、非扩张性血肿和远端脉搏下降，应通过 CTA 或其他成像方式进行评估。

轻微血管损伤并不总是需要修复，随后可以进行连续体格检查，包括使用双超声，这种方法对检测需要修复的损伤具有 95% 的敏感性。

**（2）实验室检查**

进行血常规、尿常规、肝功能、肾功能、凝血功能、血糖、电解质与酸碱平衡、相关传染病检查。

**（3）血管成像**

常规应用 CT 或磁共振血管成像（MRA）来明确血管内闭塞的程度以及与周围组织器官的关系。明确是否出现外界压迫血管，导致血管变窄。

① X 线检查　了解骨折和异物的存留与大血管的关系，有助于制定手术方案，减少损伤。

② 超声检查　详细了解是否有血管壁破裂、血管狭窄及狭窄程度、有无闭塞等情况，并能进行准确的测量及定位。超声检查简单、无创、应用广泛，其敏感度和特异度也较高，在紧急状况下可以尽快得到结果，且可在术中持续监测血管状况。

③ CT 检查　明确骨折或穿刺物的存留与大血管的关系，判断血管、神经、肌肉等损伤情况。

④ CTA 检查　由于大多数钝性脑血管损伤在临床上是隐匿的，应对有危险因素的患者进行颈部 CTA 筛查：a. 头颈部创伤伴严重颈部过伸和旋转或高屈；b. LeFort Ⅱ 型或 LeFort Ⅲ 型骨折；c. 涉及颈动脉管的基底颅骨骨折；d. 与弥漫性轴索损伤相一致的闭合性头部损伤。对于无严重血管损伤体征的稳定患者，建议在手术干预前实施 CTA，以明确损伤的范围和区域。这些信息指导了近端和远端血管控制所需的手术野和暴露情况。判断颈部动脉损伤的同时有无发生脑挫伤、蛛网膜下腔出血、硬膜下出血等。

对于颈动脉或椎动脉闭塞且神经系统检查正常的患者，用肝素观察和抗凝是一种可接受的方法。

⑤ 血管造影　对颅底及颈下段深处的血管损伤具有重要的诊断意义，因有的血管损伤不会有外出血及向外扩张的血肿。血管造影一定要在患者情况稳定、血压正常、没有活动性出血的情况下进行。当颈部他处没有损伤体征，但高度怀疑有血管损伤时，也可进行血管造影。

**（4）心脏彩超**

对于年龄较大，有基础疾病或有相关心脏病史、高血压史者进行心脏彩超的检查，评估心脏功能是否可以耐受手术。

## 5.2.2　手术策略选择与注意事项

### 5.2.2.1　手术核心与原则

颈动脉外伤不同于其他动脉外伤的 3 大核心挑战分别是：颈部血肿压迫引起的气道阻塞（airway obstruction）；颈动脉开放性创伤引起的失血性休克（bleeding）；颈动脉夹层引起的脑缺血（cerebral ischemic）。所以手术治疗应遵循解除气道压迫（airway）、有效动脉止血及血运重建（bleeding）、时间窗内（T1、24 小时内）恢复头向供血（cerebral）的"ABC"救治原则，应根据不同情况合理选择处理方式（表 5-2）。

表 5-2 "ABC"分型与术式选择

| 颈动脉损伤程度分型 | 术式选择 |
|---|---|
| I0：轻微挫伤或不影响血流动力学的壁间血肿 | 无需特殊处理血管 |
| I1：形成影响血流动力学的颈动脉夹层/闭塞 | 颈动脉切开、取栓、内膜切除或固定术 |
| I2：颈动脉部分断裂、出血（假性动脉瘤） | 颈动脉原位修补术或自体大隐静脉/人工补片修补术 |
| I3：颈动脉完全离断、出血（假性动脉瘤、远端不显影） | 人工血管或自体大隐静脉间置术重建颈动脉，不推荐行颈动脉结扎术（抢救生命除外） |

#### 5.2.2.2 探查指征

对于有颈部血管损伤的患者，需判断是否存在活动性出血以及可疑的损伤位置或区域。有严重血管损伤体征的患者，应直接送往手术室（operating room，OR）进行探查、血管控制和修复。快速建立口腔或鼻气管气道是至关重要的。有血管损伤软征象的患者需要快速诊断成像，在某些情况下，需要正式的基于导管的诊断性血管造影。这种方法特别适用于Ⅰ区和Ⅲ区损伤的患者，因为在这两个区域手术进入相关血管很困难。双功彩超可以提供快速、准确、无创的Ⅱ区颈部血管系统的评估。双功彩超和CTA的结果可作为制定手术计划的基础。

Ⅱ区颈动脉位于颈动脉鞘内，颈动脉鞘也包含迷走神经和颈内静脉。颈总动脉在Ⅱ区内分为颈内动脉和颈外动脉，在大多数情况下，比下颌骨角低一到两横指。了解颈动脉分叉解剖在术前规划中很重要，特别是对于Ⅱ区和Ⅲ区交界处的损伤。

建议在暴露损伤前进行近端控制，以防止大量失血。在损伤节段暴露后，应在近端和远端轻轻通过一根2~3Fr Fogarty球囊取栓导管以清除血栓。需要注意的是要使用适当的小血栓切除导管，并且不要使颈内动脉中的球囊过度膨胀，以避免动脉痉挛、剥离或内膜损伤，从而导致血栓形成和穿孔。近端和远端动脉管腔均应用肝素化生理盐水冲洗（例如，2000U肝素+1L生理盐水）；如果没有禁忌证，可以应用全身肝素化来降低血栓形成和凝块传播的风险。腔内临时血管分流术（如Sundt或Argyl）可建立颈内动脉的顺行动脉血流，在有其他需要立即处理的危及生命的损伤和外科医生有使用经验的情况下对患者可能是有益的。然而，在大多数情况下，近端颈总动脉损伤可以不使用分流器进行修复。

#### 5.2.2.3 手术策略

修复的类型取决于损伤的程度。如果损伤为刺伤引起的简单小撕裂伤，可进行初次修复或补片血管成形术（图5-4）。对于更广泛的损伤，重要的是识别和清除损伤的动脉段，恢复正常的动脉结构。更广泛的损伤的修复需要端端吻合，插入移植，或者当邻近

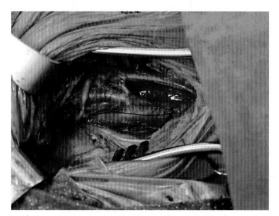

图5-4 颈动脉损伤的补片修复

软损伤广泛时做旁路移植（即远离广泛的软组织损伤）。术中完成动脉造影或双相扫描有助于远端动脉节段修复和通畅的技术完善。

① 腔内手术允许修复难以通过手术暴露的损伤（例如，远端Ⅲ区损伤）。血管内治疗对于治疗血流受限的夹层和相当大的假性动脉瘤特别有用。血管通路可以通过股动脉入路实现，然后在颈总动脉近端放置一个70~80cm的鞘。覆盖支架可能有助于快速覆盖假性动脉瘤，但它们比未覆盖支架更容易导致血栓形成，因此应谨慎使用，并在术后进行3个月双重抗血小板治疗。

② 对于大多数穿透性或钝性损伤，无论哪个节段损伤，结扎、栓塞或非手术治疗都是合适的。确定哪一条椎动脉是较大的或占优势的血管是很重要的，如果确定损伤的动脉是主导动脉或唯一的椎动脉，则应努力维持顺行血流。当椎动脉出现明显出血时，应进行手术探查、结扎或栓塞，以接受可能发生后循环卒中的风险。

③ 对于罕见的需要开放修复的损伤，通过胸锁乳突肌两个头的内侧锁骨上横切开暴露椎动脉V1段。分割头部或分割两个头部纵向暴露颈动脉鞘。打开鞘向内侧收缩颈动脉，向外侧收缩迷走神经和颈内静脉，分割椎静脉，可直接进入椎动脉和锁骨下动脉近端。

修复颈动脉损伤的手术，需要准备颈部、胸部或腿部的静脉作为移植物（图5-5）。对于Ⅰ区颈动脉或头臂干损伤的患者，需要行正中胸骨切开术以进行近端控制，后予以血管重建。血管内球囊闭塞亦可以用来建立近端控制。经正中胸骨切开术进行近端控制后，沿同侧胸锁乳突肌前缘延伸切口可有效暴露颈动脉。颈动脉鞘的开放和颈内静脉的

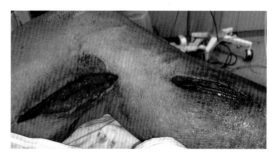

图5-5　取下肢大隐静脉作为移植物

收缩向外侧暴露了面部静脉，通常位于颈动脉分叉处附近。面静脉应进行结扎和分割，允许颈内静脉外侧回缩和颈动脉暴露。应注意识别和保护颈动脉鞘内的迷走神经。沿着颈内静脉内侧边缘的头端剥离暴露了颈内动脉的近端。

④ 静脉损伤常与颈动脉损伤有关。结扎通常导致的发病率很低，然而损伤越近，静脉损伤需要手术修复的可能性就越大。在双侧颈内静脉损伤的情况下，需要修复一侧，以预防颅内静脉高压。

⑤ 脑神经和膈神经在解剖学上接近颈部和胸部出口的血管系统，使它们在该区域暴露和修复血管创伤时处于危险之中。识别和保存神经结构是减少短期和长期发病率的重要因素。

⑥ 由于钝性或穿透性损伤引起的颈内动脉血栓可延伸到颅内动脉，从颈动脉轻轻通过取栓导管可以排出远端血栓。然而，重要的是要允许"背出血"压力来清除大部分血栓，而不要将血栓切除导管过度穿过颈动脉（例如，进入颈动脉的海绵状部分）。在没有背出血的情况下，不应进行远端颈内动脉的修复和再灌注，并可结扎颈内动脉。对于背出血恢复的患者，术中应使用血管造影术，在修复和再灌注前记录远端血栓的完全清除。

⑦ 对于继发于脑皮质脑损伤的神经功能缺损的患者，维持正常血压和避免低氧血症

是预防继发性脑损伤的关键。

## 5.2.3 术前护理

### 5.2.3.1 保持呼吸道通畅

因损伤位于颅颈部,常常会影响呼吸道或因呕吐误吸阻塞呼吸道,保持呼吸道通畅至关重要。做好吸引、气管插管、气管切开及吸氧准备。

### 5.2.3.2 眼角膜的护理

颈内动脉海绵窦动静脉瘘伤员因眼静脉高压综合征,往往有球结膜充血、水肿,眼睑水肿外翻、眼睑闭合不全、角膜外露,眼球运动障碍,很容易导致角膜溃疡。因此,保护好眼睛,至关重要。白天给予氯霉素眼药水滴眼每 2h 1 次,夜间使用红霉素药膏涂眼。眼睑闭合不全者使用纱布覆盖,防止暴露性角膜炎的发生,并注意视力的变化,必要时暂时缝合上下眼睑以保护角膜。

### 5.2.3.3 做好术前宣教

禁止吸烟,进低脂饮食。日常注意安全,活动时要谨防摔倒,避免颈部过度活动。

### 5.2.3.4 监测血压及防止脑出血

术前 3~5 天口服阿司匹林并严密监测血压,监测血液黏稠度、出凝血时间,能有效地预防术后脑部血栓的形成及防止术后脑血管出血。重视患者的主诉,有无感觉有黑矇、视物模糊及短暂失语等现象。

### 5.2.3.5 心理护理

由于颈部血管损伤位置特殊,手术具有较高危险性,患者存在不同程度的焦虑和情绪低落。医护人员应主动与患者交流,向患者讲述成功的病例,讲解手术的必要性,使患者减轻焦虑及恐惧,建立战胜疾病的信心。

### 5.2.3.6 预防性护理

**(1)预防颈部血肿压迫引起的窒息**

常规给予持续低流量氧气吸入,一般 1~2 升 / 分钟。床旁备气管切开包,防止因颈部组织水肿、血肿压迫呼吸道引起窒息。及时有效地协助患者排痰,清除口、鼻腔分泌物,防止堵塞气道,可常规给予患者雾化吸入,2 次 / 天,连续 3 天。密切观察患者呼吸状态及血氧饱和度的变化,及时调整氧流量并报告医生。

**(2)预防假性动脉瘤破裂出血**

保持血压平稳,将平均动脉压降至 70mmHg,高血压患者降至基础血压的 2/3 水平。疼痛剧烈时应酌情镇痛,保持患者情绪稳定,大便通畅。若体表有搏动性肿块,指导患者穿宽松棉质衣物,减少摩擦、束缚。如假性动脉瘤发生破裂出血,压迫包扎出血部位,建立输血、输液通道,同时迅速做好术前准备,行急诊手术。

**(3)预防外伤性颈动脉海绵窦瘘合并假性动脉瘤鼻部大出血**

提醒病人不能用力擤鼻涕和抠鼻。

如发生鼻部大出血,立即让患者平卧,背部垫高、头偏向一侧,保持呼吸道通畅,吸出口、鼻内的血液，可临时压迫患侧颈总动脉，减少出血。同时快速建立静脉输液通道，维持有效循环血量；准备油纱条等用物，配合医生行鼻腔填塞止血。

## 5.2.4 术前适应性训练

训练进行床上大小便。因术中可能阻断颈内动脉血流，术前应进行颈总动脉压迫试验（图 5-6 为本中心自制的颈动脉压迫架）。这种颈动脉压迫架还可以作为急救时颈部止血使用。术前做颈总动脉压迫训练（图 5-7），其目的是为患侧脑血流建立良好的侧支循环。方法是用拇指或颈动脉压迫器，在环状软骨平面，胸锁乳突肌前缘向第 6 颈椎横突方向，向后向内压迫颈总动脉，以颞浅动脉和面动脉搏动消失为有效标准。每日训练 3 次，每次压迫时长从 3 分钟开始，逐渐延长，直至持续压迫时间达 20~30 分钟且患者无任何不适，方可考虑做手术。

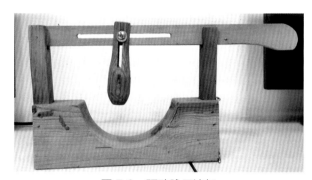

图 5-6　颈动脉压迫架

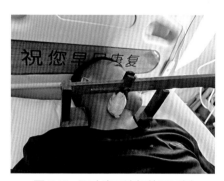

图 5-7　颈动脉压迫架使用示例

## 5.2.5 手术室内准备

### 5.2.5.1 快速完善术前准备

① 抽血查血常规、凝血功能、D- 二聚体、血生化、血型、交叉配血。

② 完善心电图、超声、CTA 和 MRA 检查。

③ 皮肤准备，双侧腹股沟、会阴部及手术部位备皮。

④ 药物过敏试验，包括碘和抗生素药敏试验。

⑤ 术前禁食 6 小时，禁水 12 小时；急诊手术即刻开始禁食禁水。

⑥ 备血，备气管切开包。

⑦ 通知手术室和导管室人员做好复合手术准备。

⑧ 加强患者心理支持，介绍病区环境、管床医生和护士，进行疾病知识和治疗方法的宣教。

### 5.2.5.2 进入手术室

进入手术室开始手术前，确认患者身份、手术部位以及手术内容。

① 手术室派专人负责患者的交接工作并做好相关记录，使记录可追溯。

② 病区与手术室的交接人员均确认术前准备已完成，所需必要的文件资料与物品（如病例、影像学资料、手术特殊用药等）均已备妥，并在手术室的交接记录本上签字确认。

③ 手术者、麻醉师、手术或巡回护士在执行最后确认程序后，在手术记录、麻醉记录、护理记录上均做好"术前准备正确无误"的记录，方可开始手术和麻醉。

### 5.2.5.3 建立动脉检测管线和静脉通路

由于颈部血管部位特殊，无论进行开放手术还是腔内手术均有可能需要进行输血，应该提前为可能的输血建立通道。为保证血压监测的准确性，麻醉医生需要在患者的健侧肢体监测动脉血压。如果麻醉人员在动脉置管中遇到困难，手术医生应随时协助他们在适当部位切开，在直视下行置管操作。

### 5.2.5.4 术中监测

术中进行生命体征的实时监护，包括血压、脉搏、呼吸频率、血氧饱和度、心电图和疼痛水平等。对于需较长时间操作的病例，除心电图和血氧饱和度监测外，还需监测尿量和体温。可能还需要放置升温毯以防体温过低。根据需要，可配有脑电图或脑诱发电位监测。

### 5.2.5.5 心脏起搏器

如果患者体内放置有心脏起搏器，应该使用双极电刀进行操作，并关闭除颤装置。

### 5.2.5.6 镇静镇痛

镇静可以增加患者对操作的耐受性，缓解焦虑，减少术中操作带来的不适感。多数经皮动脉穿刺的疼痛问题均可通过局部麻醉（如 1% 利多卡因）加以解决。术中可通过联合使用阿片类药物和苯二氮䓬实现镇静。有限选用芬太尼和咪达唑仑等短效药物。通常芬太尼以 0.5μg/kg、咪达唑仑以 0.02mg/kg 为初始剂量，缓慢静脉推注，推注时间不应短于 2 分钟，推注后继续观察 2 分钟以上来评估镇静效果。对于正常健康的成年人，米达唑仑的初始剂量不应超过 2.5mg。过度镇静会导致心脏和呼吸功能的抑制，影响呼吸道的通畅性，造成缺氧，故应对实施镇静的患者监测生命体征。随时评估患者对语言和触觉刺激的反应对防止过度镇静非常重要。

反抑制效应常发生于应用咪达唑仑的患者中，和过度镇静一样，都需及时处理：停止操作，以对镇静程度做出正确的评估，同时停用镇静药物，给予拮抗药物，必要时可行呼吸支持。阿片类药物拮抗剂有盐酸纳洛酮，苯二氮䓬类受体拮抗剂有氟马西尼。静脉给予盐酸纳洛酮后，应根据患者的反应决定是否追加，每次剂量为 0.2mg，每次追加应留有 2~3 分钟的间隔，直到实现目标程度的逆转。氟马西尼用法是每 1~2 分钟 200pg，直至效果显现，并且在 10 分钟内追加不宜超过 1mg 或 1 小时内不宜超过 3mg。这两种药物都为短效药。通过以上处理，过度镇静和反常躁动多可以缓解。

对于包括腔内和开放操作的复合手术，考虑到若术中患者难以维持气道通畅或使用药物（如腺苷）使心搏骤停，均需在全身麻醉下进行。一般而言，预计操作时间将超过 2 小时，并且患者对操作的耐受性较低时需考虑监护下的麻醉。

### 5.2.5.7 体位摆放

对于无穿透物的患者采取便宜暴露手术区域的体位，对于有穿透伤口的患者在准备手术视野时应考虑穿透物的运动轨迹。外科医生必须根据穿透物体的运动轨迹和过程来预测是否需要更多的近端或远端暴露。手术暴露颈部伤口需要在进行颈动脉修复之前仔细检查气管和食管的损伤。如果存在损伤，在动脉修复和气管或消化道损伤之间插入肌肉保护动脉修复，并在闭合伤口前在损伤附近放置至少一个引流管。在污染区域的血管重建最好使用自体导管，以避免假体移植物感染。

## 5.3 颈部血管创伤的术后处置

术后处置（postoperative management）是指针对麻醉的残余作用及手术创伤造成的影响，采取综合措施，尽快地恢复生理功能，防止可能发生的并发症，促使患者早日康复。

手术后数小时内，患者对手术的急性反应和麻醉残留效应尚在，应在复苏室内，按特定的程序进行系统监护、严密观察。当心血管、肺、神经系统功能恢复至正常水平时（一般需 1~3 小时），患者可离开复苏室。对于需要进行持续监护、心肺支持的危重患者，须转入重症监护病房（intensive care unit，ICU）。

### 5.3.1 临床指标观察

#### 5.3.1.1 神志和肢体活动

颈、椎动脉术后患者如出现神志不清、意识障碍、手术对侧肢体活动障碍，应严重怀疑脑血管事件可能，一旦明确应当机立断采取有效的对症处置，必要时行急诊手术治疗。

#### 5.3.1.2 生命体征

每 15~30 分钟记录一次血压、脉搏和呼吸频率，直至病情平稳，随后的监护频率取决于手术情况和患者在复苏室的情况。留置动脉导管有利于血压和脉搏的持续监测。颈、椎动脉术后的血压监控十分重要，血压过低可导致脑供血不足甚至引发脑梗死，血压过高会造成颅内压过高，造成脑高灌注综合征甚至脑出血。术后需严格控制血压，严密观察患者头痛、意识情况，必要时脱水治疗以减轻脑水肿。一般认为术后将患者收缩压维持在 120~140mmHg 是较为安全的。同时经面罩或鼻导管给氧。有气管插管的患者，要及时吸痰和进行其他必要的呼吸系统治疗。

#### 5.3.1.3 中心静脉压

如果手术中有大量失血或体液丢失，手术后早期应监测中心静脉压。呼吸功能或心脏功能不全的患者有时可使用 Swan-Ganz 导管以监测肺动脉压、肺动脉楔压及混合静脉血氧分压等。

#### 5.3.1.4 体液平衡

对于中等及较大的手术，术后要持续详细记录出入量，包括失血量、排尿量、胃肠减压量、各种引流的丢失量及液体的入量等，用来评估体液平衡和指导补液。尿量是反映器官血液灌流情况的重要指标，病情复杂的危重患者，应留置导尿管观察每小时尿量。

### 5.3.1.5 体温

在手术中，由于麻醉药物、吸入干冷气体、低温环境、手术区暴露、低温液体输入和冲洗等因素造成患者体温低于36.0℃很常见。低体温使酶活性降低，导致心率和（或）呼吸减慢、心律失常增加、平均动脉压下降、麻醉苏醒延迟、凝血功能障碍、免疫功能紊乱、感染率上升等不良后果。低体温、凝血功能障碍及代谢性酸中毒，三者恶性循环、相互促进，死亡率极高，称为死亡三联征。所以术中及术后应注意患者的保温，如使用保温毯、输入加温液体、吸入保湿加温气体等。

### 5.3.1.6 其他临床指标

术后还需严格检测其他临床指标如血氧饱和度、动脉血气、血电解质等。

## 5.3.2 手术切口处置

术后还需观察切口渗出及引流情况，评估出血量并判断是否有皮下血肿可能。因颈部伤口出血易造成局部血肿，压迫气管引起呼吸困难甚至窒息，术后3天内床旁备气管切开包（图5-8），发现有活动性出血立即处理。观察呼吸频率和节律，有无呼吸困难、舌后坠或分泌物阻塞呼吸道，必要时在旁放置开口器、压舌板、舌钳、敷料及急救物品，以备抢救时使用。腔内治疗的患者应观察穿刺点渗出情况，并适时检查压迫是否持续有效。

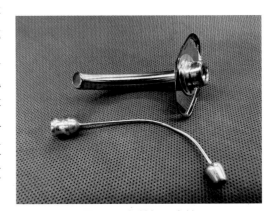

图5-8 气管切开套管

## 5.3.3 术后 VTE 的预防

创伤、手术、血液瘀滞、血管内膜损伤是静脉血栓栓塞症（venous thromboembolism，VTE）的高危因素，VTE 重在预防。建议围手术期使用 Caprini 风险评估量表（表5-3）评估 VTE 风险，根据评估结果采取相应的干预措施。低风险人群采取基本干预，包括：尽早下床活动；多饮水，每日饮水超过2000ml；卧床休息时，抬高下肢；进行相关知识的指导。中风险人群除采取基本干预外，还应进行物理干预，包括：穿梯度压力长袜；下肢行间歇充气加压治疗；下肢运动。

表5-3 Caprini 风险评估量表

| 每项 1 分 | 每项 2 分 | 每项 3 分 | 每项 5 分 |
|---|---|---|---|
| 年龄 41~60 岁 | 年龄 61~74 岁 | 年龄≥75 岁 | 脑卒中（<1 个月） |
| 计划小手术 | 关节镜手术 | VTE 病史 | 择期下肢主要关节成形术 |
| 体重指数 >25kg/m² | 大型开放手术（>45 分钟） | VTE 家族史 | 髋部、骨盆或下肢骨折（<1 个月） |

续表

| 每项 1 分 | 每项 2 分 | 每项 3 分 | 每项 5 分 |
|---|---|---|---|
| 下肢肿胀 | 腹腔镜手术（>45 分钟） | 凝血因子 V Leiden 突变 | 急性脊髓损伤（瘫痪）（<1 个月） |
| 静脉曲张 | 恶性肿瘤 | 凝血酶原 G20210A 突变 | |
| 脓毒血症（<1 个月） | 限制性卧床（>72 小时） | 狼疮抗凝物阳性 | |
| 严重肺病，包括肺炎（<1 个月） | 石膏固定（<1 个月） | 抗心磷脂抗体阳性 | |
| 肺功能异常 | 中心静脉置管 | 血清同型半胱氨酸升高 | |
| 急性心肌梗死 | | 肝素诱导的血小板减少症 | |
| 充血性心力衰竭（<1 个月） | | 其他先天性或获得性血栓形成倾向 | |
| 炎症性肠病病史 | | | |
| 需卧床休息的内科疾病 | | | |
| 妊娠或产后（<1 个月） | | | |
| 有不明原因死产、反复流产（≥3 次）、因脓毒血症或胎儿生长停滞造成早产 | | | |
| 口服避孕药或激素替代疗法 | | | |

## 5.3.4　并发症的观察

### 5.3.4.1　血肿

因拔管后无法压迫后壁，加之术中、术后应用抗凝、抗血小板药物，可能导致术后难以按压，发生血肿，出现低血压甚至休克。应注意观察患者有无呼吸困难、伤口疼痛。监测血压，观察有无血压下降、脉率快、血氧饱和度下降等休克表现，必要时气管切开。

### 5.3.4.2　伤口感染

观察伤口敷料是否干燥，局部有无红、肿、热、痛、化脓，患者有无发热、呼吸困难、气促、烦躁不安等，根据情况报告医生及时处理。

### 5.3.4.3　脑神经的损伤

舌下神经Ⅻ：舌偏斜到手术侧，讲话及咀嚼困难。迷走神经Ⅹ：轻度吞咽困难，复发性伴声嘶的声带麻痹。舌咽神经Ⅺ：吞咽困难伴同侧霍纳综合征。面神经Ⅶ：同侧嘴角下垂，微笑能力减弱。喉上神经损伤：嗓音易疲劳。

### 5.3.4.4　脑梗死

颈动脉手术后最严重的并发症是脑梗死，一旦发生，患者可出现半身瘫痪、失语、呛咳、流涎等，严重者可发生嗜睡、昏迷。严密观察血压变化，根据医嘱测血压，引起脑梗死的因素有两个，一是血管刺激痉挛或受损，二是术中阻断血流时间过长，大脑缺血、缺氧，诱发血栓形成，脱落发生脑梗死。颈部血管手术后，应重点观察患者神智、四肢肌张力以及有无失语、口角㖞斜、流涎、呛咳等脑梗死的早期症状，及早发现，及时治疗，可采用抗凝、吸氧、扩张血管，必要时给予降低颅内压、保护脑细胞的药物治疗。

## 5.3.5 一般问题处置

### 5.3.5.1 饮食

术后饮食视手术和麻醉方式、术后循环情况及胃肠功能恢复情况而定。全麻术后，一般情况良好者，可于术后 6 小时少量饮水，次日清晨可进半流质饮食；腔内介入术后，如非全身麻醉，一般可正常饮食，且建议多饮水以助造影剂尽快排出体外。

### 5.3.5.2 补液

颈、椎动脉术后一般无特殊补液需求，给予常规补液及营养支持即可。

### 5.3.5.3 呼吸道

全身麻醉术后，应嘱患者多做深呼吸、多翻身改变体位并行有效排痰。一旦出现术后肺部感染，需尽快行有效的对症处置，否则可能造成严重后果。

另外，因声带运动由喉返神经支配（图 5-9），喉黏膜感觉及使声带紧张的环甲肌运动由喉上神经支配，故术后鼓励患者发音，注意有无声调降低或声音嘶哑及进食进水时有误咽或呛咳等。

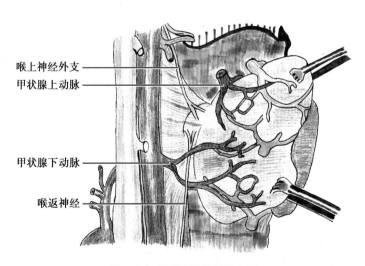

喉上神经外支
甲状腺上动脉
甲状腺下动脉
喉返神经

图 5-9 喉返神经解剖示意图

### 5.3.5.4 体位

全身麻醉尚未清醒的患者，应去枕平卧、头转向一侧，使口腔内分泌物或呕吐物易于流出，避免吸入气管。颈、椎动脉开放手术患者，术后可多采用高半坐卧位，便于呼吸及有效引流。头部置于正中，术后应常规屈颈 2~3 周以利于血管在松弛下愈合。腔内治疗的患者，术后因穿刺点压迫需要，穿刺点所在肢体应保持伸直，一般次日可解除压迫正常活动。休克患者，应取平卧位，或下肢抬高 20°、头部和躯干抬高 5° 的特殊体位。

### 5.3.5.5 活动

应当鼓励颈、椎动脉手术患者术后尽早下床活动，术后的活动量应根据患者的耐受程度逐步增加。在患者已清醒、麻醉作用消失后，尽早鼓励和协助患者在床上活动。早期活动有利于提高肺活量，减少肺部并发症，改善全身血液循环，促进切口愈合，减少因静脉血流缓慢并发深静脉血栓（图 5-10）形成的发生率；还有利于肠道蠕动和膀胱收缩功能的恢复，从而减少腹胀和尿潴留的发生。如无特殊情况如穿刺点压迫需要、患者意识障碍或肢体活动障碍等，麻醉清醒后患者即可适当活动，一般手术当晚即可下床进行适量恢复性活动，术后第 2 天即可正常活动。术后早期，患者常因切口疼痛、体力消耗等原因而不愿活动，需要医护人员给予指导和帮助。深呼吸、四肢主动活动及间歇翻身，有利于促进静脉回流。

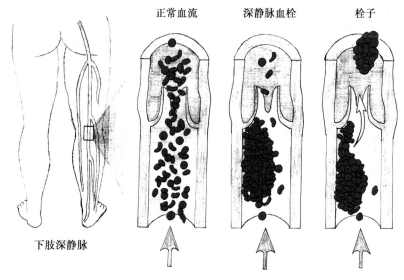

图 5-10　下肢深静脉血栓

对于出现较严重的心血管事件、严重并发症的患者，具体的康复方案如下：

① 良肢位训练　患者卧床时保持肢体处于良好的功能位置，并定时变换体位，促进压疮愈合。

② 关节被动运动　每日 1 次。每一关节在各轴向活动约 20 次，防止关节牵缩和畸形的发生。

③ 肌力训练　下肢的力量训练是康复治疗重点。肌力训练要求达到 3 级，以恢复肌肉功能。每日 1 次站立架站立，约 30min，以提高腰背肌群及下肢肌群肌力。肌力 1 级时，采用功能性电刺激的训练方法及被动运动；2 级时采用滑板运动或助力运动；3 级时以渐进抗阻练习为主，重点为髂腰肌、股四头肌、胫前肌、腰背肌训练，每个动作 30 次，每日 1 次。在治疗过程中注意随时监测血压及心率变化，若血压升高，暂停训练并结合临床用药。

④ 垫上运动　垫上翻身、移行训练，每日 1 次，约 10min。

⑤ 转移训练　包括床 - 椅转移、椅 - 椅转移等，每日 1 次，约 10min。

⑥ 步行训练　包括坐位和站位平衡训练、重心转移训练及髋、膝、距小腿关节控制能力训练等，达到家庭功能性行走。

### 5.3.5.6　血管通畅度观察

颈、椎动脉狭窄术后，可通过观察术后症状与术前相比是否改善来初步判断血管通畅情况，也可行床边彩超进一步确认血管通畅度。如发现血管闭塞，应怀疑是否有血栓形成，一旦明确，应立即处置，必要时可行急诊手术探查。

### 5.3.5.7　发热

患者术后可有不同程度的发热，一般体温升高幅度在 1.0℃左右，称为吸收热。如体温升高幅度过大，或接近正常后再度发热，或发热持续不退，就应寻找原因。术后 24 小时内发热，常常是由于应激导致的代谢或内分泌异常、低血压、肺不张或输血反应所致。术后 3~6 天的发热，要警惕感染的可能，如静脉导管相关性感染、留置导尿管并发尿路感染、手术切口或肺部感染等。如果发热持续不退，要密切注意是否有更为严重的并发症发生，如体腔内术后残余脓肿等。

处理原则：除了应用退热药物或物理降温法对症处理外，更应从病史和术后不同阶段可能引起发热的原因做综合分析，针对性地行胸部 X 线平片、超声、CT、伤口分泌液涂片和培养、血培养、尿液检查等明确诊断，进行相应治疗。

### 5.3.5.8　预防控制感染

颈、椎动脉术后，尤其是有人工移植物的手术如人工血管植入、支架植入等，应当严格监测感染指标，也可预防性使用抗生素避免术后感染。一旦出现感染，需尽快明确病原体，根据药敏检查结果针对性使用抗生素。

### 5.3.5.9　安全用药

颈、椎动脉术后，尤其是支架植入术后，应正规使用抗凝、抗血小板药物。手术虽然解决了颈部血管损伤出血、夹层、血管瘤等问题，但动脉损伤后血管内皮功能紊乱，产生一系列生长因子和细胞因子促使血管腔再狭窄。为巩固手术效果、预防术后血栓形成及再狭窄的发生，术后一段时间内给予相应的药物治疗是必要的（图 5-11）。

术后应用抗凝药物治疗时，遵医嘱正确用药，注意观察有无牙龈出血、皮肤瘀斑、凝血时间延长，定时监测凝血功能。

介入术后鼓励多饮水（每日饮水量大于 2000ml），加速造影剂的排泄，警惕并发造影剂肾病及造影剂脑病的发生。

此外，术后早期应用中药活血化瘀，有改善血流、恢复肢体营养、促进临床症状消失的作用。

### 5.3.5.10　疼痛管理

手术切口及切口处皮肤缝线造成的肿胀疼痛，加之患者对术后疼痛的认知不全、承受能力不同及疼痛时间不等，易使其产生一些心理反应，会影响其术后的康复进度及手术治疗效果。因此，术后积极为患者采取合理的术后疼痛管理方案，可显著改善其术后疼痛程度，确保手术效果符合预期。

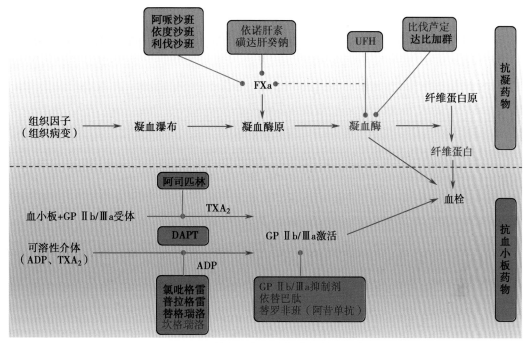

图 5-11　抗凝及抗血小板药物作用靶点

麻醉作用消失后的切口疼痛，与手术部位、损伤程度、切口类型、患者对疼痛耐受程度等因素有关。切口疼痛在术后最初 24 小时内最剧烈，2~3 天后明显减轻。如果切口持续疼痛，或在减轻后再度加重，可能存在切口血肿、炎症乃至脓肿形成，应仔细检查，及时处理。

处理原则：疼痛除造成患者痛苦外，重者还可以影响各器官的生理功能，必须有效解除。指导患者在咳嗽、翻身、活动肢体时用手按抚切口部位，以减少切口张力增加所致的疼痛。口服镇静、止痛类药物，对皮肤和肌肉性疼痛都有较好效果。大手术后 1~2 天内，常需肌内或皮下注射哌替啶（婴儿禁用），必要时可间隔 4~6 小时重复使用。目前提倡大、中手术后使用镇痛泵。

### 5.3.5.11　恶心、呕吐

常见原因是麻醉反应，待麻醉作用消失后即可停止。其他原因有颅内压增高、糖尿病酸中毒、尿毒症、低钾、低钠等。

处理原则：可先给予阿托品、奋乃静或氯丙嗪等镇静、镇吐药物对症治疗，同时应尽早查明原因，进行针对性治疗，有胃潴留时应予胃肠减压。

### 5.3.5.12　营养支持

术后需要给予患者充足的营养支持，以促进伤口愈合和身体康复。术后无特殊胃肠道不适，应鼓励早期进食，多食低脂、低糖、高纤维素、高蛋白质食品及新鲜蔬菜与水果，促进创伤修复。对于 55 岁以上的患者，要严格控制脂肪摄入量，限制动物脂肪、高胆固醇食物摄入，避免暴饮暴食。术后可给予乳果糖口服液等，早期锻炼床上排便功能，逐渐坐位排便，防止大便干燥和腹压过大，进一步导致血压升高、肠道菌群紊乱、吻合口破裂出血等一系列问题。

### 5.3.5.13　心理支持

手术后可能会对患者和家属的心理产生影响，医生需要及时进行心理支持和咨询服务，以帮助病人和家属应对术后的挑战。患者由于受意外创伤刺激，不仅在思想上和精神上承受巨大的压力，而且由于术后身体虚弱，担心切口裂开、出血、伤口疼痛等原因，因此加强心理支持十分必要。患者往往感到烦躁、恐惧、担心预后恢复情况，对此要积极与患者沟通，消除其心理恐惧，使其积极配合治疗及护理，充分调动患者积极性配合医生战胜疾病，尽早脱离危险。

部分患者术后生存质量差，精神抑郁，阻碍了功能训练的正常进行，应及时给予鼓励性言语，适当诱导使患者逐步认识自己的健康状况，树立治疗信心，积极配合临床治疗及参加功能训练。

### 5.3.5.14　定期随访

术后应密切随访，术后患者 3 个月、6 个月、1 年及以后每年复查一次，可行颈部血管彩超、颈部动脉 CTA 检查等。

## 参考文献

［1］ 营敏荣. 一例静脉移植修复颈动脉缺损术护理体会［J］. 科技视界, 2014 (18): 301-302. DOI: 10. 19694/j. cnki. issn2095-2457. 2014. 18. 236.

［2］ 卓玛. 普通外科手术术后疼痛护理干预临床效果评价［J］. 智慧健康, 2019, 5 (25): 71-72. DOI: 10. 19335/j. cnki. 2096-1219. 2019. 25. 029.

［3］ Brommeland T, Helseth E, Aarhus M, et al. Best practice guidelines for blunt cerebrovascular injury (BCVI). Scandinavian Journal of Trauma Resuscitation and Emergency Medicine, 2018, 26 (1): 90.

# 6. 颈部血管创伤的后遗症与康复治疗

## 6.1 颈部血管创伤的后遗症

颈部血管创伤是颈部创伤最常见也是最严重的类型之一。由于颈部血管周围走行各类重要的神经，且向上可直达颅内血管，一旦颈部血管创伤诊断、治疗不当，易出现一系列严重后遗症。

### 6.1.1 颈部血管狭窄和闭塞

#### 6.1.1.1 致病原因

首先，由于患者错过最佳治疗时机、治疗延迟或治疗不当等原因，造成颈部组织感染、水肿，可直接挤压颈动脉管壁，口腔及口咽腔内的钝挫伤亦可通过扁桃体周围组织影响颈动脉管壁，进而导致颈部血管狭窄和闭塞。

其次，颈部动脉突然遭受牵拉受挫伤时，颈部过度后伸或扭转，或外力使脑组织移位，则上端固定于海绵窦的颈内动脉突然受到牵拉。颈部剧烈扭转时，也可使颈内动脉撞击于颈椎横突上，致动脉管壁受到挫伤，在后期，患者血管受损处会经历内膜坏死、血栓形成、纤维增生等一系列病理过程，进而导致血管狭窄甚至闭塞。

最后，颈部血管受到剧烈外力伤害后，易导致部分患者原先存在的颈部动脉粥样硬化进一步进展，硬化斑块脱落也会导致血管闭塞。

#### 6.1.1.2 临床表现

① 颈部血肿　颈动脉挫伤后，在颈上三角、颈前三角区可有血肿形成。

② 霍纳综合征　常先于其他神经系统的病症出现，系伤及颈内动脉邻近的上颈交感节和第1颈神经节所致。

③ 短暂性脑缺血性发作　与颈动脉粥样硬化狭窄及血栓形成所发生的脑缺血发作的机制相同。

④ 有中间清醒期　从受伤到出现严重的神经系统症状之间有一个清醒的间隔期。这是颈动脉挫伤的一个特征。因血管挫伤后，从血栓形成到完全阻塞动脉管腔而出现神经系统病变，需有一个过程，时间从数小时至2周不等，平均为24小时。

⑤ 肢体瘫痪或偏瘫　因血管痉挛或血栓形成使大脑缺血软化，常出现单瘫或偏瘫，但患者神志清楚。

⑥ 面动脉或颞浅动脉搏动消失 如颈总动脉或颈外动脉已有栓塞，触诊面动脉或颞浅动脉，其搏动消失。

### 6.1.1.3 治疗措施

治疗原则为解除血管痉挛，防止血栓形成，制止血栓扩展，维持最大的侧支循环。

① 解痉 应用解痉药物，如妥拉唑啉等。亦可行颈上交感神经节封闭或交感神经切断术。

② 抗凝血 为防止血栓形成，可酌情使用抗凝药如肝素等，但如怀疑有颅内出血，则禁忌用此药。

③ 头部制动 患者须绝对卧床休息，并限制头部运动。

④ 取栓 若颈内动脉内血栓呈进行性发展，预示将出现颅内严重病变。故有学者主张进行手术清除血肿，取出血栓，修复血管，可能比消极等待或保守治疗效果为好。

## 6.1.2 创伤性脑血管损伤

### 6.1.2.1 致病原因

创伤性脑血管损伤（traumatic cerebro vascular injury，TCVI）的致病原因为高能量、非穿透性创伤导致颈动脉的多层破裂。这些破损可以是孤立的，也可以是多发的。过度和快速的颈部运动导致动脉拉伸或直接打击动脉，可能产生内膜撕裂并暴露内皮下胶原，导致血小板活化和血栓形成，并可能导致血栓栓塞或动脉闭塞。而创伤诱发的高凝状态可能加重了这种血栓形成过程。内膜缺损可为血液进入动脉壁层提供途径，导致动脉狭窄或闭塞。内膜缺损也可为血液进入动脉壁层提供途径，导致动脉狭窄或闭塞。弹性层的破坏可能导致外膜扩张，形成创伤性动脉瘤（图 6-1）。

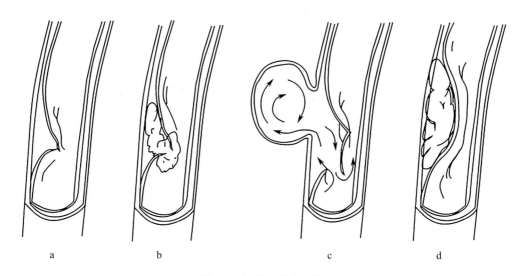

图 6-1 TCVI 致病原因

a. 内膜中断；b. 内膜破坏伴血栓形成；c. 弹性层破裂，形成创伤性动脉瘤；d. 动脉瘤内血肿伴管腔狭窄

### 6.1.2.2 临床分型

一种广泛使用的钝性 TCVI 分类方案将颈动脉和椎动脉损伤分为 5 种亚型（表 6-1）。需要注意的是，该系统是基于 DSA 开发的，仅使用 CTA 很难区分 Ⅰ 型、Ⅱ 型和 Ⅲ 型 TCVI。许多关于 Ⅰ～Ⅲ 型病变发生率和预后的最新研究主要使用 CTA，因此，这些报告在精确区分 TCVI 类型方面的可靠性是有限的。然而，CTA 可以可靠地识别Ⅳ型病变（完全动脉闭塞）。Ⅴ 型损伤即动脉横断面很少见，通常患者无法存活。

表 6-1  TCVI 损伤分型及占比

| 损伤分型 | 描述 | 各型钝性创伤性颈动脉损伤占比 |
| --- | --- | --- |
| Ⅰ 型 | 管腔不规则或夹层伴 <25% 管腔狭窄 | 61% |
| Ⅱ 型 | 夹层或壁内血肿伴 ≥25% 管腔狭窄 | 17% |
| Ⅲ 型 | 创伤性动脉瘤 | 15% |
| Ⅳ 型 | 闭塞 | 5% |
| Ⅴ 型 | 横断 | 4% |

## 6.1.3  缺血性脑卒中

由于患者颈部血管创伤，导致颈部血管狭窄、闭塞，并且未能及时诊断处理或治疗效果不佳，或血栓掉落到颅内血管形成栓塞，进而导致颅内脑组织供血不足，导致患者后期发展为缺血性脑卒中。一旦缺血时间过长，则将造成永久性脑组织损伤。据 TCVI 分级系统的创始人 Biffl 报道，每种上升类型发生卒中的风险都更大，Ⅰ 型、Ⅱ 型、Ⅲ 型和Ⅳ型 TCVI 损伤的卒中发生率分别为 3%、11%、33% 和 44%。

### 6.1.3.1  临床表现

① 偏瘫或肢体无力  常见表现为一侧肢体无力或瘫痪，患者可能失去一侧手部或脚部的主动或被动活动能力。

② 感觉障碍  出现一侧肢体感觉减退、麻木或失去触觉的现象。

③ 言语障碍  出现语言困难，如表达困难、理解困难、说话含糊不清等。

④ 视觉障碍  出现一侧或双侧视觉障碍，如视物模糊、视野缺损等。

⑤ 平衡和协调障碍  出现行走困难、不稳定、摇晃等现象，伴随头晕、眩晕等症状。

⑥ 头痛和眩晕  出现头痛或眩晕，这些症状在缺血性脑卒中中并不常见。

⑦ 面部麻痹  出现一侧面部麻痹，表现为嘴角、眼睑或口角下垂。

⑧ 吞咽困难  出现吞咽困难，引起咳嗽、窒息等问题。

⑨ 注意力和记忆障碍  出现注意力不集中、记忆力下降等认知方面的问题。

### 6.1.3.2  治疗措施

由于血栓栓塞是创伤性血管损伤所致缺血性脑卒中的主要机制，因此抗血栓治疗是最为有效的方式。

最广泛报道的抗血栓治疗方案是静脉注射肝素抗凝治疗。然而，抗凝治疗的出血性并发症发生率为8%~16%，约23%的TCVI患者因多发性创伤不适合全身抗凝治疗。尽管低分子肝素可能比普通肝素更安全，但其安全性和有效性尚未经过系统研究。

与全身抗凝相比，抗血小板药物治疗具有优势，因为抗血小板药物更易于维持，并且在多发性创伤患者中耐受性相对较好。一项研究纳入了68例接受阿司匹林治疗的TCVI患者（325mg/d），未发现阿司匹林引起的不良事件。两项研究发现，与抗凝治疗相比，使用抗血小板药物的患者出血并发症发生率更低。此外，抗血小板药物在理论上具有优势，因为TCVI中卒中的机制通常是动脉栓塞，抗血小板药物可能更适合富含血小板的动脉环境。几项回顾性研究表明，就神经系统结局而言，抗血小板治疗与抗凝治疗相当。

## 6.1.4 创伤性动脉瘤

### 6.1.4.1 致病原因及分类

创伤可分为直接暴力或间接暴力损伤。前者如弹片、刺戳等贯穿伤，使动脉壁破裂、断离；后者如爆炸伤，距离动脉本身虽有一定距离，但因高速、高压力量的传递波及动脉，造成动脉严重挫伤，使动脉壁撕裂。

动脉壁创伤破裂出血，因附近有较厚的软组织，伤道小而曲折，血液不易流出，形成与动脉相通的血肿。4~6周后，血肿外壁组织纤维化，形成瘤壁，创伤性动脉瘤（traumatic intracranial carotid artery pseudoaneurysm，TICAP）大多属此类。动脉瘤可发生破裂、继发感染及动脉栓塞。

创伤性动脉瘤是颈部血管受损的最为隐匿的后遗症，通常表现为无明显症状，但有研究显示，有12.2%的创伤性动脉瘤与急性脑缺血风险相关，是16~45岁表现为急性脑缺血的年轻患者脑卒中的主要原因。此外，因中枢神经系统缺血而出现永久性神经功能缺损的患者比例极高（37%~58%）。

创伤性动脉瘤的一个显著特点是形状和大小可随时间发生动态变化。一项关于TCVI病变DSA表现的研究发现，仅8%由管腔不规则形成的病变后来进展为创伤性动脉瘤。约19%~38%的创伤性动脉瘤在随访影像学检查中完全消退，18%~28%的创伤性动脉瘤扩大。这种形态随时间的变化可能反映了创伤性动脉瘤中动脉壁损伤严重程度的差异。

创伤性动脉瘤根据形状分为两类：囊状创伤性动脉瘤和梭形创伤性动脉瘤。囊状创伤性动脉瘤具有明显的颈部和圆形顶，类似于颅内囊状动脉瘤。囊状创伤性动脉瘤可能由弹性层的显著破坏引起，随着时间的推移更容易扩大，并且与脑卒中相关性更高。相比之下，梭形创伤性动脉瘤具有光滑的锥形形状，可能由弹性层的拉伸或不太广泛的破坏引起。超过一半的梭形创伤性动脉瘤会随着时间的推移而消退（图6-2）。

TICAP诊断的金标准仍然是DSA，敏感性超过99%，特异性为100%。但据研究发现，CTA的敏感性为97.7%，并且由于它的易于操作性，大多数中心一直在使用CTA作为术前影像学检查来诊断 TICAP 和设计治疗方案。

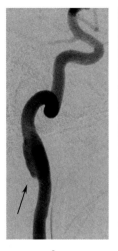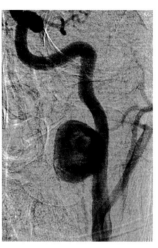

图 6-2　TICAP 的分类

a. 梭形颈内动脉瘤；b. 囊状颈内动脉瘤

### 6.1.4.2　治疗措施

外科手术是治疗创伤性动脉瘤的唯一有效措施。

**（1）手术时机**

创伤性动脉瘤破裂或瘤内血栓脱落致动脉栓塞而影响肢体存活者，应紧急手术；动脉瘤迅速增大有破裂倾向、严重压迫周围神经或并发感染者，应尽早手术；一般在受伤后1~2 个月，伤口已经愈合，局部和邻近组织炎症水肿消退后，即可手术。由于血管移植的发展，不必等待 3~6 个月侧支循环充分形成后才手术。

**（2）手术方法**

应根据动脉瘤的部位、大小、局部解剖条件、有无合并感染及侧支循环情况等决定。一般可选用下列手术方法：

① 动脉瘤切除及动脉端端吻合术　较大的肢体主干动脉，切除动脉瘤后，游离近、远两端血管，行两断端血管对端吻合。

② 动脉瘤切除及血管移植术　若动脉瘤较大，切除后血管缺损较长，无法行端端吻合，可用自体静脉或人工血管移植。

③ 动脉瘤切除及近、远侧动脉结扎术　非主要动脉的动脉瘤，可切除瘤体，结扎两断端动脉。

④ 动脉瘤腔内修补术　阻断瘤体两端血流，切开瘤壁，找到动脉裂口，行单纯缝合修补或用补片修补。

⑤ 动脉瘤两端动脉结扎、自体静脉解剖位外旁路移植、瘤腔引流术　用于感染性动脉瘤。

## 6.1.5 创伤性颈内动脉海绵窦瘘

### 6.1.5.1 致病原因

创伤性颈内动脉海绵窦瘘（traumatic carotid-cavernous fistula，TCCF）一般为颈部的严重创伤导致颈内动脉与海绵窦之间的血管断裂，形成异常的血管通道或漏斗状连接，使动脉血流直接进入海绵窦，是一种罕见但严重的颅内血管畸形（图6-3）。

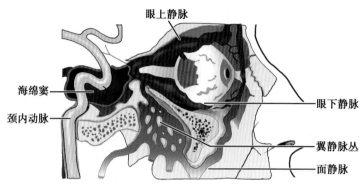

图 6-3　创伤性颈内动脉海绵窦瘘的解剖学基础

### 6.1.5.2 临床表现与诊断

创伤性颈内动脉海绵窦瘘的临床表现可以根据血流量和侵犯范围的差异而有所不同，可能包括以下特征：

① 眼部症状　最常见的症状之一是搏动性凸眼，有时为单侧，有时为双侧。其他眼部症状可能还包括眼睑水肿、视物模糊、眼肌麻痹或调节障碍等。

② 颅内血管杂音　由于异常的血流通道，患者可能会听到血管杂音。这种杂音通常是连续性的，能够在听诊时听到。

③ 颞部和眼部疼痛　患者可能会出现颞部和眼部的不适或疼痛，有时可能会出现眶上神经痛。

④ 视觉障碍　创伤性颈内动脉海绵窦瘘可能会引起视神经受压或血流受损，表现为视力减退、视野缺损或复视等。

⑤ 眼球运动异常　患者可出现斜视、双视或眼球运动障碍。

⑥ 眼部充血和荧光素绿染色　眼部血管扩张和充血是常见的体征，有时使用角膜荧光染色可以帮助观察血流情况。

⑦ 其他症状　如头痛、面部麻木、动眼神经麻痹等。

创伤性颈内动脉海绵窦瘘诊断的金标准是 DSA 血管造影，包括：a. 患侧颈内动脉造影；b. 双侧颈外动脉造影；c. 暂时闭塞或压迫患侧颈内动脉后经对侧颈内动脉造影（正汤氏位），主要了解健侧颈内动脉经前交通动脉向患侧供血情况，直至对侧毛细血管静脉显影；d. 暂时闭塞患侧颈内动脉后经任一侧椎动脉造影（正侧位均可），主要了解椎动脉经后交通动脉向患侧颈内动脉供血情况。

### 6.1.5.3 治疗措施

首选血管内栓塞治疗而不是手术，血管内栓塞材料首选可脱性球囊，而不是各类弹簧圈。最好达到闭塞瘘口保留颈内动脉通畅，改善脑部循环，消除眼部症状。

需闭塞颈内动脉与瘘口方能治愈 TCCF 的金标准：降血压情况下（平均动脉压降至 70~80mmHg），颈内动脉球囊闭塞试验（ballon occlution test，BOT），是评价能否闭塞颈内动脉的金标准。

外伤性假性动脉瘤的瘤壁是纤维结缔组织，具有破裂出血→停止→再出血的倾向，因此伴有反复鼻衄的外伤性假性动脉瘤的治疗原则为：a. 闭塞瘘口同时闭塞颈内动脉；b. 应用带膜支架闭塞瘘口。如果用可脱性球囊或弹簧圈闭塞瘘口与假性动脉瘤，保留颈内动脉通畅，即使在术中假性动脉瘤未破，也可能因颈内动脉通畅时，在动脉搏动压力冲击下瘘与假性动脉瘤内球囊与弹簧圈移位，使假性动脉瘤再度破裂。

治疗失败的 TCCF 的治疗原则：如瘘口近心端颈内动脉闭塞，因瘘口仍在，可盗取颅内血液，使瘘仍存在。其治疗方法可采取：a. 经眼上静脉或岩上（下）窦入路行海绵窦栓塞；b. 经对侧颈内动脉→健侧大脑前动脉→前交通动脉→患侧瘘口以上颈内动脉，送入弹簧圈；或经椎动脉→大脑后动脉→后交通动脉→患侧瘘口以上颈内动脉，送入弹簧圈栓塞。

应用弹簧圈栓塞 TCCF 的适应证：a. TCCF 瘘口太小，球囊无法进入海绵窦内，而又必须保留颈内动脉通畅者；b. 可脱性球囊进入海绵窦瘘内，因残留空间太小，瘘仍存在，而无法再送入可脱性球囊闭塞残留空间消除瘘时；c. 因治疗失败，闭塞瘘口以下颈内动脉，瘘口仍存在并盗取颅内血液时，需采用下列方法：经眼上静脉入路→海绵窦瘘内；或经岩上（下）窦入路→海绵窦瘘内；或经健侧颈内动脉→大脑前动脉→前交通动脉→患侧瘘口上方颈内动脉；或经任一侧椎动脉→大脑后动脉→后交通动脉→患侧瘘口以上颈内动脉。

## 6.1.6 神经系统损伤

### 6.1.6.1 致病原因

一方面，由于患者创伤后颈动脉狭窄、闭塞或血栓形成，导致脑组织供血不足，且持续时间过长，进而导致一系列不可逆的中枢神经系统功能障碍；另一方面，由于外伤性假性动脉瘤形成，或血管周围水肿等，可压迫动脉周围神经，造成神经功能受损。

### 6.1.6.2 临床表现

根据患者受损神经部位不同，出现不同的神经功能障碍症状。

**（1）动眼神经**

动眼神经受压时，患者可能出现以下症状：

① 眼睑下垂　由于动眼神经支配眼睑肌肉，神经受压可能导致眼睑无法正常闭合。

② 眼球活动异常　动眼神经负责控制眼球的上下、左右移动，受压后可能导致眼球活动受限。

③ 瞳孔散大　动眼神经中的副交感神经纤维负责瞳孔收缩，受压时可能导致瞳孔无法正常收缩。

**（2）滑车神经**

滑车神经受压时，患者可能出现以下症状：

① 眼球活动异常　滑车神经负责控制眼球的上下移动，受压后可能导致眼球上下活动受限。

② 眶上神经痛　滑车神经受损可能导致眶上神经分布区域的疼痛。

**（3）外展神经**

外展神经负责控制眼球的外展，外展神经受压时，患者可能出现眼球外展受限。

**（4）三叉神经**

三叉神经受压时，患者可能出现以下症状：

① 面部疼痛　三叉神经负责面部感觉，受压后可能导致面部疼痛或麻木。

② 流泪异常　三叉神经中的副交感神经纤维负责泪液分泌，受压时可能导致泪液分泌减少或异常。

**（5）舌咽神经**

舌咽神经受压时，患者可能出现以下症状：

① 吞咽困难　舌咽神经负责吞咽肌肉的收缩，受压后可能导致吞咽功能受损。

② 声音嘶哑　舌咽神经支配声带肌肉，受压时可能导致声音嘶哑。

**（6）颈交感神经**

颈交感神经受压可导致颈交感神经综合征（霍纳综合征），出现病侧眼球内陷、上睑下垂及患侧面部少或无汗等表现。

## 6.2　一般康复治疗

### 6.2.1　外伤后症状管理

症状管理是颈部血管创伤康复治疗中的重要一环。颈部血管创伤通常分为锐性伤和钝性伤，无论其损伤机制如何，一般都伴随疼痛、肿胀、瘀斑、感觉异常等症状，这些症状不仅影响患者的生活质量，也会对康复进程产生负面影响；同时，在经历颈部血管外伤后，患者除了身体上的创伤，也会存在心理上的应激，可能出现情绪波动大、睡眠障碍等情况。因此，外伤后症状管理的目标是减轻上述症状、缓解不适，消减不利因素，并促进康复进程。

#### 6.2.1.1　疼痛管理

**（1）热敷和冷敷**

颈部血管外伤或外伤术后患者常常存在颈部肌肉紧张、水肿的情况，给予适当热敷可以帮助其放松肌肉，降低局部肌肉张力，促进血液循环，加速肿胀吸收；冷敷则可以减轻局部炎症，缓解切口和肌肉的疼痛。医务人员可根据患者症状程度和日常康复活动需求交替给予热敷和冷敷治疗。

**（2）物理疗法**

在患者颈部伤口愈合且病情稳定的状况下，可在专业康复理疗师的帮助下，通过电刺激、超声波治疗、红光照射等手段（图6-4、图6-5）来缓解疼痛、减轻炎症、促进组织修复。这些疗法能够直接作用于受伤部位，使症状缓解。值得注意的是，在确保颈部伤口及血管恢复良好之前，应避免给予局部推拿、按摩，以防出现继发损伤，延缓康复进程。

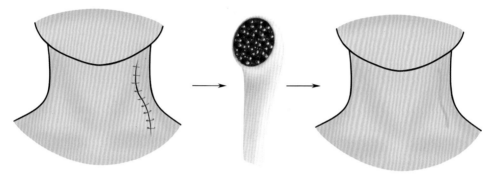

图 6-4　红光照射促进切口愈合

**（3）药物治疗**

根据患者颈部肌肉、关节疼痛的严重程度和运动康复的相关需求，酌情使用镇痛药物，如非甾体抗炎药（NSAIDs）和药物缓释透皮贴来减轻局部炎症和疼痛。特殊情况下，也可采用局部注射麻醉药物、肌肉松弛药等来缓解肌肉紧张和痉挛。对于存在神经功能障碍的患者，应给予神经营养制剂，促进神经系统组织的恢复与再生。

**（4）辅助装具**

当颈部血管外伤并发严重颈椎、神经和肌肉损伤，可以借助外部辅助支具，如颈托、颈垫等，来提供一定程度的支持和固定，从而减轻颈椎压力、肌肉受力，减轻疼痛，促进组织损伤修复。

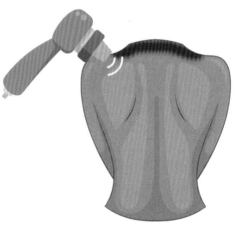

图 6-5　超声波治疗颈肩部疼痛

### 6.2.1.2　睡眠和营养管理

**（1）睡眠管理**

治疗期间要逐渐养成规律的作息习惯，建立相对固定的起床和睡眠时间，在白天的时间内尽可能地避免长期卧床、过度睡眠，同时确保夜间睡眠环境安静、舒适，避免在睡前摄入刺激性食物或饮料。

**（2）营养支持治疗**

在颈部血管外伤的患者中，尤其是锐器、火器或者爆震伤的患者，往往会合并血管周围组织器官的损伤，例如食管、舌下神经、舌咽神经损伤，造成进食和吞咽困难。另外，当患者面临多发伤、复合伤等情况，更容易面临营养风险。患者缺乏充足的营养支持，势必会对组织修复和身体康复造成不良影响。因此，在术前尽早识别营养高风险患者和术后给予充足的营养支持都显得尤为重要。推荐对合并营养风险的患者（NRS2002评分≥3分）制订营养诊疗计划，包括营养评定、营养干预与监测。NRS2002评分如表6-2所示。

表6-2 营养风险筛查评分简表（NRS2002）

| 类别 | 1分 | 2分 | 3分 |
|---|---|---|---|
| 疾病严重程度 | 营养需要量轻度增加的疾病，包括髋骨骨折、慢性疾病急性发作或有并发症者、慢性阻塞性肺疾病（COPD）、血液透析、肝硬化、一般恶性肿瘤 | 营养需要量中度增加的疾病，包括腹部大手术、脑卒中、重度肺炎、血液恶性肿瘤 | 营养需要量重度增加的疾病，包括颅脑损伤、骨髓移植、大于急性生理学和慢性健康状况评价（APACHE）10分的ICU患者 |
| 营养状况 | 近3个月体重下降>5%，或近1周内进食量减少1/4~1/2 | 近2个月体重下降>5%，或近1周内进食量减少1/2~3/4 | 近1个月体重下降>5%，或近1周内进食量减少3/4以上，或BMI<18.5kg/m² 及一般情况差 |
| 年龄 | ≥70岁，加1分 | | |

注：NRS评分≥3分，代表需要营养支持。

## 6.2.2　运动和功能训练

在颈部血管外伤的损伤过程中，常常伴随颈部关节和肌肉的损伤，而且血管周围的迷走、舌下神经等重要脑神经也可能受到损伤，所以术后往往需要进行制动与固定。随着时间的推移，患者难免出现关节活动受限、肌肉功能退化以及神经感觉异常等情况。另外，若损伤引起一定程度的脑缺血，可能会对患者的躯体功能产生影响，这也将成为后续功能训练的重点关注内容。因此，指导患者进行适度的运动和功能训练是必要的康复方式。

### 6.2.2.1　早期活动

尽管建议颈部外伤患者术后尽可能卧床休息，并避免转动损伤的颈部，但对于四肢的管理是相对自由的。早期进行四肢肌力的活动，如踝泵运动、握拳运动、下肢抬高等可以有效促进患者血液循环，预防深静脉血栓形成，促进肌力恢复，建立康复信心。

### 6.2.2.2　关节活动度练习

指导患者进行关节活动度练习的目的是恢复颈部关节的正常运动范围，防止关节僵硬。首先，应对患者的颈部活动度进行评估（图6-6）。颈部活动受限通常包括肌源性活动受限和关节源性活动受限。颈部活动受限主要表现为前屈后伸受限、左右侧屈受限、左右旋转受限，肌源性活动受限主要累及的肌肉有斜方肌、斜角肌、肩胛提肌、胸锁乳突肌和枕骨肌群，而关节源性活动受限在颈部外伤患者中主要是由于关节骨折或关节退变，应根据患者不同的运动表现和细致查体进行鉴别，并调整康复重点，制定个体化的康复练习方案。

在关节活动度练习中，应指导患者在疼痛耐受范围内开始温和的活动度练习，包括轻柔的颈部转向、俯仰、屈曲和伸展等动作（图 6-7），可以根据患者耐受情况和康复进程逐渐增加运动的幅度和频率。在康复理疗师的协助下，还可以采用手动牵引、器械牵引、关节松解等技术，更快捷地帮助颈部和肩部关节恢复正常的活动度。

### 6.2.2.3　颈部肌肉强化练习

对于颈部外伤患者，尤其是出现颈部血肿可能压迫脊髓的患者，应在术后苏醒后立刻评估四肢肌力情况，并在康复治疗的全程定期对其四肢活动能力和感觉障碍情况进行仔细评估。

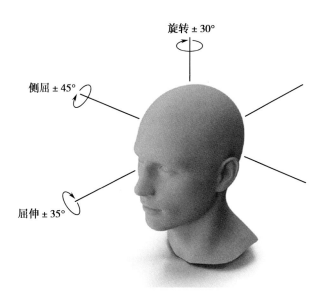

图 6-6　颈部活动度简要评估方法

颈部正常活动度：保持身体正直，颈部水平旋转达到 30°，俯仰屈伸达到 35°，颈部左右侧屈分别达到 45°。若单侧或双侧无法达到相应的活动角度，则判断可能存在颈部活动障碍，需要进一步治疗干预

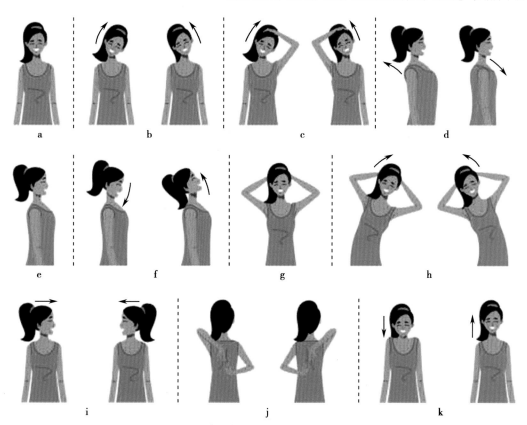

图 6-7　肩颈部关节活动度练习动作指导

a. 保持身体正直；b. 颈部侧向拉伸；c. 颈部牵引拉伸；d. 挺胸肩部向后拉伸；e. 侧向站立；f. 颈部俯仰拉伸；g. 双手环抱后脑勺；h. 侧向拉伸肩背部；i. 拉伸胸锁乳突肌；j. 拉伸肩背部；k. 耸肩练习

颈部肌肉强化练习旨在恢复颈部肌肉的力量和稳定性，促进颈部功能的恢复和预防进一步的损伤。术后拔除引流管后即可协助患者佩戴颈围或颈托离床活动，指导患者进行一系列的肌肉恢复练习，如颈部及肩部肌肉的长收缩练习、扩胸运动、深呼吸等；在去除颈托护具等保护装置后，可适当进行颈部伸展、屈曲、旋转和侧弯，并在患者可耐受的情况下可利用弹力带、康复器械等设备适当增加活动阻力，缓慢增加强度和持续时间，以逐渐增强颈部肌肉的力量和耐力（图6-8）。需要注意的是，训练中应佩戴合适的护具，并避免给予过重的负荷，防止因肌肉过度紧张引起疼痛和不适，造成二次损伤，延缓康复进程。术后肌肉强化练习应根据患者情况制订个体化的阶段目标和康复计划，并在过程中密切观察，确保康复练习安全、有效。

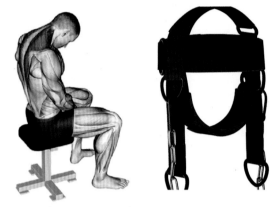

图6-8 利用可调节的阻力器械进行颈部肌力强化训练

### 6.2.2.4 颈部神经功能恢复

神经康复治疗的目标是保护残存神经并促进神经功能的恢复。在进行神经功能康复治疗之前，需要进行详细的神经系统评估，以确定损伤部位、损伤程度和可能存在的神经功能缺陷。对于神经系统的损伤，首先，要保证患者充足的休息，并给予如抗炎药物或神经营养剂，以促进神经组织修复和再生，改善感觉异常。其次，对于神经肌肉的康复训练，应做到循序渐进，适度的运动可以增强神经对肌肉的控制，结合适当的电刺激疗法可加速这一过程。最后，应根据患者的具体情况和康复进展，逐渐增加训练的难度和复杂度。

### 6.2.2.5 平衡和协调性训练

对于损伤严重或长期卧床的患者，平衡性和协调性训练至关重要，这种训练对于恢复运动控制、预防跌倒和改善日常生活质量都非常重要。在开始训练之前，首先需要评估患者的平衡和协调功能。通过使用各种功能测试和平衡评估工具，例如平衡评估仪器、Berg平衡量表（表6-3）以及Tinetti平衡和步态量表（表6-4）等，来评估患者的基线平衡能力。平衡和协调性训练通常从基础练习开始，首先利用单腿站立、步态训练建立稳定的基础（图6-9）；进一步可利用平衡板、稳定垫以及不稳定的振动平台来增加身体的耐力和稳定性（图6-10）；最终，将平衡和协调训练与功能性活动相结合，如动态平衡练习和多任务练习，将日常生活的各类动作融入训练过程中，使患者在进行平衡和协调功能训练的同时，能够尽早回归日常生活。

表6-3 Berg平衡量表

| 项目 | 评分标准 | | | | |
|---|---|---|---|---|---|
| | 4分 | 3分 | 2分 | 1分 | 0分 |
| 由坐到站 | 不用支撑站立，可保持稳定 | 用手支撑站立，可保持稳定 | 尝试几次能用手支撑站起 | 需要少量帮助可以站起 | 需要大量帮助，或无法站起 |

续表

| 项目 | 评分标准 | | | | |
|------|------|------|------|------|------|
| | 4分 | 3分 | 2分 | 1分 | 0分 |
| 独立站立 | 可独立安全站立2分钟 | 在监护下能站立2分钟 | 能够独自站立30秒 | 监护下能够站立30秒 | 不能站立达到30秒 |
| 由站到坐 | 少许支撑可以独立坐下 | 可以在支撑下慢慢坐下 | 需要靠着椅子慢慢坐下 | 可以坐下但有安全隐患 | 无法独立坐下 |
| 独立端坐 | 能够无协助坐2分钟 | 在监护条件下坐2分钟 | 能够独立坐30秒 | 能够独立坐10秒 | 需要支撑才能坐10秒 |
| 床向椅移动 | 很少用手 | 需要手部支撑 | 需要他人少量协助 | 需要协助移动 | 需要多人协助移动 |
| 闭眼站立 | 独立闭眼站立10秒 | 监护下闭眼站立10秒 | 独立闭眼站立3秒 | 不能闭眼3秒，但可独立站立 | 闭眼需要协助否则摔倒 |
| 双足并拢站立 | 双足并拢安全站立1分钟 | 监护下并足站立1分钟 | 并足站立但不超过30秒 | 并足站立但不超过15秒 | 并足站立需协助且不能维持15秒 |
| 站立位上肢前伸 | 安全前伸25cm | 安全前伸12cm | 安全前伸5cm | 监护下能够前伸 | 前伸时失去平衡 |
| 站立位拾起物品 | 独立安全拾物 | 监护下可安全拾物 | 不能拾起物品但能够保持平衡 | 不能拾起物品但可以尝试 | 无法尝试拾物 |
| 转身向后看 | 左右转身动作完成良好 | 单侧可完成，对侧稍差 | 转身时需监护 | 转身时需要帮助 | 无法转身 |
| 旋转一周 | 双向安全旋转，分别用时少于4秒 | 只能向单侧旋转，用时少于4秒 | 能够旋转，但较为缓慢 | 旋转时需要监护 | 需要搀扶，无法旋转 |
| 原地踏步 | 20秒内安全踏步4次 | 能踏步4次，但大于20秒 | 能够安全踏步2次 | 在协助下能够踏步2次 | 协助下仍难以踏步 |
| 双足前后站立 | 向前向后一步独立站立30秒 | 向前一步独立站立30秒 | 向前迈一小步独立站立30秒 | 向前迈一小步独立站立15秒 | 迈步时失去平衡 |
| 单腿站立 | 单腿站立大于10秒 | 单腿站立大于5秒 | 单腿站立大于3秒 | 能够抬脚但无法维持3秒 | 无法独立抬脚 |
| 总分 | 0~20分，轮椅限制；20~40分，辅助下步行，<40分，存在摔倒的风险；>40分，可独立步行 | | | | |

表 6-4　Tinetti 平衡和步态量表

| 内容 | 0分 | 1分 | 2分 |
|------|------|------|------|
| 起步 | 迟疑或迟疑后起步 | 无迟疑 | —— |
| 抬脚高度 | 左脚拖地 | 脚完全离地 | —— |
| | 右脚拖地 | 脚完全离地 | —— |
| 步幅 | 左脚未超过站立时的对侧脚 | 超过站立时的对侧脚 | —— |
| | 右脚未超过站立时的对侧脚 | 超过站立时的对侧脚 | —— |

| 内容 | 0分 | 1分 | 2分 |
|------|-----|-----|-----|
| 步态连续性 | 左右步伐不连续 | 左右步伐连续 | —— |
| 步态对称性 | 两侧步幅不等 | 两侧步幅相等 | —— |
| 步行路径 | 明显向单侧偏移 | 轻微偏移，需要使用步行辅助器 | 路径呈直线，且不需要辅助器 |
| 躯干稳定性 | 躯干明显摇晃，需要使用步行辅助器 | 无躯干摇晃，但行走时膝盖或者背部弯曲，或张开臂膀 | 无躯干摇晃，无膝、背弯曲，不需要张开双臂，不用辅助器 |
| 脚跟距离 | 脚跟距离较大 | 两脚跟几乎可以靠在一起 | —— |

注：满分12分，分数越低，平衡和步态障碍越严重。

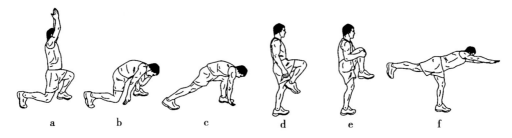

图6-9　平衡和协调性练习动作指导

a. 弓箭步蹲，加强下肢肌力和平衡性；b. 弓箭步拉伸，对大腿内侧肌群进行拉伸；c. 弓箭步蹲起，对大腿后侧肌群进行拉伸，并加强平衡性；d. 抬腿单脚站立，增强核心肌力，加强平衡保持；e. 抱腿单脚站立，进一步增强平衡的保持；f. 单脚大鹏展翅，在d、e的基础上加强背部肌力锻炼及平衡力保持

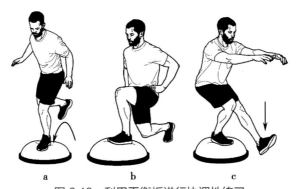

图6-10　利用平衡板进行协调性练习

a. 单脚平衡板跳跃，加强下肢肌力及平衡性；b. 平衡板弓箭步蹲，加强下肢及踝部肌力，增强平衡性；c. 平衡板单腿下蹲，锻炼下肢及全身肌群协调，加强平衡训练

## 6.2.3　心理支持与社会融入

大多数颈部创伤患者都存在令人难以忘却的伤病经历，尤其是对于严重创伤的患者，这种经历对其心理状态影响往往是长期的、深远的。倘若未予以重视，极有可能造成不良

影响，轻则延缓康复进程，重则造成不可挽回的损失。因此，适当的心理支持和教育，以及正确的社会融入引导至关重要。

### 6.2.3.1 心理咨询和心理支持

要求医务工作者以细心、温暖的态度投入到诊疗过程中。在专业的心理医生或心理治疗师的支持下，协助患者处理创伤后的情绪困扰和心理压力，同时积极为患者提供有关信息，使其了解康复过程中的预期进展，促进积极态度和自我管理能力的发展。

### 6.2.3.2 社会融入

让患者在医务人员的指导下，了解和利用各种康复资源和社会福利，建立和维护包括家人、朋友和亲密关系在内的支持系统，并最大化地获得情感支持、理解和鼓励。积极鼓励患者逐步回归社交和日常活动，完成康复流程，重建社会职责和社会角色。

## 6.3 药物治疗

### 6.3.1 非手术药物治疗

颈部血管损伤处理难度大，应仔细评估伤情设计周全的治疗计划。

#### 6.3.1.1 以止血为主的药物治疗

穿透伤（如火器伤或锐器致伤）导致血管破裂，大量失血时，药物治疗以止血为主。外用带有止血药物的敷料（如海藻酸钙止血敷料）等填塞或压迫止血。以海藻酸钙为原料的止血敷料有着廉价、相容性好等优点，它可以止血、加速愈合和防止瘢痕形成。敷料覆盖伤口后，醋酸纤维可以抑制各种病菌的生长，降低其感染率。海藻酸钙纤维的活性作用可经生物降解，溶解在渗透液内，使伤口保持湿润。

临床上常用的止血药物主要包括以下几种：

① 止血药 促进血管收缩，达到减少血流、止血的目的。常用的有垂体后叶素、生长抑素以及酚磺乙胺。

② 抗纤维蛋白溶解药 竞争性阻止纤维蛋白酶原吸附于纤维蛋白上，妨碍纤溶酶的生成而促进凝血，低剂量能抑制纤溶酶原的活化作用，高剂量直接抑制纤溶酶的蛋白溶解酶活性。临床上常用的有氨甲环酸、氨甲苯酸、氨基己酸等。

③ 影响血液中凝血酶的药物 主要作用机制为选择性促凝血作用和选择性促纤维蛋白生成作用：FXa 在促进血管破损处凝血酶的形成过程中起到一种引导和催化作用，在血管破损处，血小板黏附、聚集、释放、暴露其磷脂表面，FXa 能将浓聚于磷脂反应表面的凝血因子 X 激活成为 Xa，与 $Ca^{2+}$、凝血因子 V a 及血小板磷脂（PF3）形成凝血酶原激活物，促进血管破损处的凝血酶形成，从而促进止血效应；巴曲酶使纤维蛋白原释放出蛋白肽 A 而生成可溶性的纤维蛋白 I 单体，其能促进血管破损处的血小板聚集、加速血小板止血栓形成，从而促进血管破损处的初期止血效应。主要药物有凝血酶复合物以及蛇毒血凝酶等。

④ 促进凝血因子活化药物　临床上最常用的药物为维生素 K₁、凝血酶原复合物、凝血酶冻干粉。维生素 K 为凝血因子 Ⅱ、Ⅶ、Ⅸ、Ⅹ 合成所必需的物质。维生素 K 缺乏可引起这些凝血因子合成障碍或异常，临床可见出血倾向和凝血酶原时间延长；凝血酶原复合物可提高血液中凝血因子 Ⅱ、Ⅶ、Ⅸ、Ⅹ 的浓度；凝血酶冻干粉促使纤维蛋白原转化为纤维蛋白，应用于伤口，使血液凝固止血。

在积极止血的同时，应尽量避免因药物、有创操作等医源性因素加重创伤性高凝血症，注意个体化用药治疗，如使用止血药物的同时，适当对患者进行输血、补液。举例如下：

氨甲环酸是创伤救治时常用的止血药物，能竞争性结合纤溶酶原的赖氨酸结合位点，防止纤溶酶原与纤维蛋白的相互作用。然而，MATTERs 针对军事战斗中应用氨甲环酸进行急救复苏的患者进行回顾性分析发现，与未接受氨甲环酸者比较，接受氨甲环酸治疗的患者尽管全因死亡率明显降低，但静脉血栓栓塞症（venous thromboembolism，VTE）的发生率升高了约 10 倍。有学者提出"过度使用氨甲环酸"和"氨甲环酸使用不足"的概念，前者是指血流动力学稳定的创伤患者仅接受氨甲环酸治疗而不输血，后者是指接受大量输血患者未给予氨甲环酸或延迟使用氨甲环酸。因此，创伤救治时应注意个体化使用氨甲环酸等止血药物，避免增加血栓风险。

### 6.3.1.2　以抗凝为主的药物治疗

钝性颈部血管创伤的主要药物治疗方式为抗凝。

**（1）抗凝药物的分类**

Fabian 等的研究结果使得抗凝成为其一线治疗方案。临床上常使用的抗凝血药物分为四类，分别是抗血小板类、肝素类、香豆素类和新型抗凝药（表 6-5）。

① 抗血小板类　主要是抑制血小板环氧化酶生长，从而发挥抗凝的作用，临床上常用的药物有阿司匹林、氯吡格雷、替格瑞洛、阿昔单抗、双嘧达莫等，应用较为广泛的是阿司匹林，但应用阿司匹林存在胃出血的风险，因此有胃溃疡、十二指肠溃疡等胃部疾病的患者禁止使用。

② 肝素类　主要的抗凝机制是通过激活抗凝血酶 Ⅲ 发挥抗凝作用，在体内外均有很强的抗凝作用，其中低分子肝素和合成肝素是临床上比较常用的肝素类药物。

③ 香豆素类　主要是通过拮抗维生素 K 从而发挥抗凝作用，比较常用的就是华法林，必须口服才能发挥抗凝的作用，主要副作用是会导致出血。

④ 新型抗凝药　主要包括直接 Ⅹa 因子抑制剂，如利伐沙班、阿哌沙班、依度沙班等，和直接凝血酶抑制剂，如达比加群、阿加曲班等，其治疗静脉血栓的疗效不弱于标准的肝素、华法林方案，且大出血等不良事件发生率更少，但这些新型口服抗凝药不能用于孕妇及严重肾功能损害的患者。

**（2）钝性伤口导致血栓形成后的抗凝治疗**

治疗时经常结合病程的不同进展情况联合用药。钝性伤导致的血管内血栓形成时，常需要持续给予肝素抗凝，预防血凝块扩展或栓塞，但存在伴随损伤的患者应慎重，伴颅脑出血或挫伤者禁忌，并应密切监测 APTT，将其控制在 40~45 秒。一般 7 天后再次动脉造影、CTA 或 MRA 评估。以后续用华法林 6 个月，对于动脉狭窄者可行支架植入等治疗。

表 6-5　抗凝药物分类

| 分类 | 药物 | 机制 |
|---|---|---|
| 间接凝血酶抑制剂 | 肝素、低分子肝素（依诺肝素、那曲肝素、达肝素等） | 肝素与抗凝血酶Ⅲ（AT-Ⅲ）结合，形成肝素 AT-Ⅲ 复合物；增强抗凝血酶Ⅲ活性数百倍，抗凝血酶Ⅲ使凝血因子，如因子Ⅱa、因子Ⅹa、因子Ⅸa、因子Ⅻa、因子Ⅺa 等的合成 |
| 香豆素类 | 香豆素及其衍生物、华法林 | 使肝脏微粒体内的维生素 K 失活，从而干扰维生素 K 依赖的凝血因子包括因子Ⅱ、因子Ⅶ、因子Ⅸ、因子Ⅹ 的合成 |
| 直接凝血酶抑制剂 | 水蛭素及其衍生物、比伐芦定、达比加群、阿加曲班 | 直接与凝血因子Ⅱa 结合形成复合体，使凝血酶灭活 |
| 直接 Ⅹa 因子抑制剂 | 利伐沙班、依度沙班、阿哌沙班等 | 抑制凝血因子 Ⅹa |
| 抗血小板类药物 | 阿司匹林、氯吡格雷、替格瑞洛、阿昔单抗、双嘧达莫等 | 抑制血小板环氧酶生长，从而发挥抗凝作用 |

由于抗凝治疗可引起包括颅内出血在内的多种并发症，血小板替代治疗成为一种选择，目前尚无随机对照研究比较两种治疗方法的疗效。如果患者没有抗凝禁忌，比较谨慎的治疗方案是肝素治疗过渡到华法林［目标国际标准化比值（INR）为 2.0］3 个月，同期进行抗血小板治疗。在穿刺性颈部损伤的评估中确诊为隐蔽性损伤的病人应该同上述钝性创伤一样处理，大的假性动脉瘤应该考虑早期干预，而小的假性动脉瘤应该给予抗栓治疗和早期影像学随访。有症状的钝性椎动脉创伤病人应使用肝素治疗，并做一系列的神经系统检查来进行监测。不耐受抗凝治疗的病人，阿司匹林治疗的效果和肝素接近。但是，目前尚无充分循证医学证据推荐任何一种治疗方案。

**（3）对于创伤后致使 BCVI 患者的抗血栓治疗**

由于颈部血管直接供给颅脑血管，因此在颈部血管受到外伤性损伤的同时常常并发钝性颅脑血管损伤（BCVI），进而诱发脑卒中的发生，并且经常伴有神经症状出现。因而在治疗颈部损伤的同时，早期诊断和治疗对于尽量减少与 BCVI 相关的发病率和死亡率至关重要。目前 BCVI 的分级标准为：Ⅰ 级，管腔狭窄小于 25%；Ⅱ 级，夹层或血肿，管腔狭窄 25% 以上；Ⅲ 级，假性动脉瘤；Ⅳ 级，闭塞；Ⅴ 级，血管横断（表 6-6）。

表 6-6　BCVI 分级标准

| 损伤分级 | Denver 分级 | CTA 发现 | 卒中发生率 /%（颈动脉 / 椎动脉损伤） |
|---|---|---|---|
| Ⅰ 级 | 血管壁不规则；夹层或壁间血肿，<25% 狭窄 | 非狭窄性管腔不规则；内膜瓣或内膜壁增厚，<25% 狭窄 | 3/6 |
| Ⅱ 级 | 腔内血栓；夹层或壁间血肿，>25% 狭窄 | 腔内低密度；内膜瓣或管壁增厚，>25% 狭窄 | 14/38 |

续表

| 损伤分级 | Denver 分级 | CTA 发现 | 卒中发生率 /%（颈动脉 / 椎动脉损伤） |
|---|---|---|---|
| Ⅲ 级 | 假性动脉瘤 | 偏心造影剂向腔外充盈，但受限于动脉周围组织 | 26/27 |
| Ⅳ 级 | 闭塞 | 腔内无造影剂；颈动脉闭塞：血管突然中断或逐渐变细；椎动脉闭塞：通常为血管突然中断 | 50/28 |
| Ⅴ 级 | 横断（transection） | 造影剂在腔外充盈，可以延伸到动脉周围组织以外；延时影像显示密度增加 | 100/100 |

BCVI 的治疗与其分级密不可分，但目前学术界普遍认为应对 BCVI 采取非手术治疗，抗血栓治疗能有效改善这种损伤模式的患者的存活率和神经学结局表现，这一结果已在多处文献中得到证实。抗血栓治疗包括肝素和华法林的抗凝治疗，或阿司匹林，或阿司匹林加氯吡格雷的抗血小板治疗。Cochrane 教授对颈动脉夹层的抗血小板治疗和抗凝治疗进行的荟萃分析显示，两种治疗方案在脑卒中发生率或出血性并发症方面没有差异。然而，考虑其安全性和成本效益，双重抗血小板治疗可能是首选。目前的建议是，对于 Ⅰ ～ Ⅳ 级钝性脑血管损伤患者进行抗血栓治疗，如果可能，Ⅴ 级损伤应进行手术修复（表 6-7）。根据国外学者研究表明，经抗血栓治疗后，由 BCVI 所导致的血管狭窄病变 90% 都会消失，血管闭塞 67% 能再通。

表 6-7　BCVI 分级药物治疗

| 损伤分级 | 初始治疗 | 外科或血管内治疗 | 随访 | 长期治疗 |
|---|---|---|---|---|
| Ⅰ 级 | 抗栓治疗（优选普通肝素）或观察（罕见采用） | 不需要 | 7~10 天，然后 3~6 个月直到痊愈 | 抗血小板治疗直到痊愈 |
| Ⅱ 级 | 抗栓治疗 | 存在神经系统症状或夹层进展时需要治疗 | 7~10 天，然后 3~6 个月（直到痊愈或有明确的治疗方案） | 长期抗血小板治疗直到痊愈或明确的介入或外科手术治疗 |
| Ⅲ 级 | | 如果有症状或超过 1cm 需要治疗 | 7~10 天，然后 3~6 个月或根据患者的症状 | 长期抗血小板治疗直到痊愈或有明确的治疗方案 |
| Ⅳ 级 | | 通常不能获益 | 根据患者症状 | 长期抗血小板治疗 |
| Ⅴ 级 | 压迫活动性出血区域 | 介入或外科手术治疗 | 根据患者的症状 | 无可用数据（症状性） |

### 6.3.1.3　预防伤口感染和血栓形成

无论哪种致伤机制，如果没有发现其他部位（如颅脑）损伤，颈动脉损伤常需要全身肝素化来防止血栓的形成，避免一系列的血栓栓塞所致并发症出现。同时，伤口若已感染或并发颈深部、纵隔感染者应充分引流，并服用抗感染药物或注射抗生素等，控制感染后伤口再做后期处理。它是颈部血管创伤成功救治的关键。

对于神经功能完整的颈部血管创伤患者，非手术治疗是很有必要的。对于颈动脉或椎动脉闭塞且神经学检查正常的患者，避免手术，留置观察以及肝素抗凝是一种可行的方案。

## 6.3.2 手术后药物治疗

### 6.3.2.1 术后预防用药

对于创伤血管损伤严重、进行各类手术治疗后的患者，为巩固手术效果，预防术后血栓形成以及再狭窄的发生，术后一段时间内给予相应的药物治疗是必要的。

术后可静脉滴注甘露醇 125ml 每日 2 次，3~5 天，以降低颅内压，防止脑水肿。天气冷时甘露醇可有结晶析出，则应先溶解冷却后在 20~30min 内输入。术后酌情用抗血栓形成药物治疗如低分子肝素钠 0.4ml 或低分子肝素钙 5000U 皮下注射，每日 2 次，或每 12 小时静脉滴注低分子右旋糖酐、丹参川芎嗪注射液。用药期间尤其使用肝素时要注意观察患者有无出血倾向，如观察患者的皮肤、口腔黏膜切口局部有无渗血及血肿、注射后针眼处有无渗血、有无消化道出血，特别是引流管口周围及引流液的量、颜色并检测出凝血时间以调整抗凝药物的用量。卧床患者协助其翻身，拍背，鼓励患者有效咳嗽、咳痰，痰液黏稠不易咳出时可行雾化吸入和（或）静脉滴注化痰药物治疗，做好口腔护理并合理使用抗生素治疗。

预防血栓形成主要应用抗血小板、抑制内膜增生等相关药物，常用药物如阿司匹林、氯吡格雷以及他汀类药物。通常每 3 个月复查肝肾功能、凝血功能等指标。开放手术后患者一般需服药半年甚至一年以上，复查影像学结果证实手术动脉通畅、缝补处无外漏、无斑块或血栓形成，才可考虑减量或停药。对于腔内治疗支架植入的患者，由于其术后再狭窄发生率较高，目前普遍认为术后长期进行抗血小板、抑制内膜增生的药物治疗是必要的。同时，定期复查可为药物治疗方案的调整提供依据，通常建议在术后 3 个月、6 个月和 12 个月行无创性影像学检查以明确手术动脉畅通情况，之后每 6 个月或每年复查一次。

临床上常用的抗血小板药物包括阿司匹林、氯吡格雷等。如患者出现氯吡格雷抵抗，可用西洛他唑、替格瑞洛等药物替换。阿司匹林＋氯吡格雷的二联方案相对效果更佳，但会增加患者出血风险，制定用药方案前需严格评估，用药期间应定期监测血小板及凝血功能相关指标。

他汀类药物有降脂、稳定斑块和改善血管内皮功能的作用，无明确用药禁忌的患者应常规使用，有肝功能异常的患者在用药期间应注意监测相关指标。

### 6.3.2.2 术后并发症用药

#### （1）脑血管痉挛

由于导管在脑血管内停留时间长，机械刺激容易诱发脑血管痉挛。脑血管痉挛的表现为一时性神经功能障碍，如头痛、短暂的意识障碍、肢体麻木或偏瘫、失语。故术后应密切观察患者生命体征、意识、瞳孔及肢体活动的情况，发现异常及时处置。做好心理护理，向患者解释紧张会造成不良后果，使其保持良好的心理状态，以利于疾病的恢复。术后防止脑血管痉挛，可予尼莫地平（10mg/50ml），4~6ml/h 持续静脉泵入，使用时注意保持输液通畅，避光输注，避免与钙通道阻滞剂合用。若患者出现头痛、恶心、呕吐，诊断为造影剂刺激引起脑血管痉挛，可给予尼莫地平泵入，症状可减轻。

### （2）脑过度灌注综合征

脑过度灌注综合征多见于术前较长时间处于"全偷流"现象的患者，主要发生在高血流病变栓塞时，由于瘘口被栓塞，原先被阻断的血流迅速回流正常脑血管，脑血管自动调节功能不能适应颅内血流动力学的变化，产生过度灌注，导致严重脑水肿、脑肿胀甚至不可控制的颅内出血。因此，术后 24~48 小时内护理人员应严密观察患者的生命体征、瞳孔及肢体活动情况。对于高血压患者，应密切监测血压，将血压控制在基础血压的 2/3 水平。必要时应用 20% 甘露醇降低颅内压，减轻脑水肿，预防脑过度灌注。

### （3）血栓形成

因术中反复穿刺插管，对血管内膜有不同程度的损伤以及术后肢体制动，易引起血栓形成。治疗用药参考前文所述抗凝药物（6.3.1.2），必要时给予溶栓治疗。

## 参考文献

[1] 曲乐丰，柏骏，吴鉴今. 颈动脉外伤处理原则［J］. 中国实用外科杂志，2020, 40 (12): 1366-1369. DOI: 10. 19538/j. cjps. issn1005-2208. 2020. 12. 06.

[2] 郭伟，刘杰. 颈部血管创伤诊断及治疗［J］. 中国实用外科杂志，2014, 34 (12): 1133-1136.

[3] 宋景春.《创伤性高凝血症诊疗中国专家共识》解读［J］. 解放军医学杂志，2021, 46 (06): 531-537.

[4] 李辉、田琴、吴冬冬. 对血管内栓塞治疗外伤性颈动脉海绵窦瘘手术患者的护理体会［J］. 兵团医学，2017, 1: 封 3- 封 4.

[5] 阳源，李喾，方亦斌等. 创伤性脑血管损伤的诊疗现状及展望［J］. 第二军医大学学报，2021, 42 (02): 161-165. DOI: 10. 16781/j. 0258-879x. 2021. 02. 0161.

[6] Foreman, Paul M, Mark R Harrigan. "Blunt Traumatic Extracranial Cerebrovascular Injury and Ischemic Stroke." Cerebrovascular diseases extra, 2017, 7 (1): 72-83. DOI: 10. 1159/000455391.

[7] Spanos, Konstantinos, et al. "Endovascular treatment of traumatic internal carotid artery pseudoaneurysm." *Injury*, 2016, 47 (2): 307-312. DOI: 10. 1016/j. injury. 2015. 09. 015.

[8] Harrigan, Mark R. "Ischemic Stroke due to Blunt Traumatic Cerebrovascular Injury." *Stroke*, 2020, 51 (1): 353-360. DOI: 10. 1161/STROKEAHA. 119. 026810.

[9] Henderson A D, Miller N R. Carotid-cavernous fistula: current concepts in aetiology, investigation, and management. *Eye (London, England)*, 2018, 32 (2): 164-172. DOI: 10. 1038/eye. 2017. 240.

# 7. 典型病例分析

## 案例1　复合手术开通外伤性颈动脉全程闭塞性病变

### 【导读】

颈动脉全程闭塞性病变临床并不少见，一般多见于老年患者，由动脉粥样硬化引起，病程长，多数代偿较好，无明显临床症状。但是外伤引起的颈动脉全程闭塞性病变较少见，且易合并多处损伤及病变区域水肿，导致解剖关系紊乱，使临床治疗的难度增大。外伤性病变带来处理方式、处理时机或处理顺序等多重选择，需要术者谨慎权衡利弊，动脉开通后的缺血再灌注也会明显增加颈动脉血运重建后围手术期并发症的风险。专家对于此类病变是否应采取外科干预以及外科干预时机、手术方式的选择、处理的顺序及围手术期的管理等方面存在不同理解。本案例分享1例外伤性颈动脉全程闭塞的诊治经验。

### 【病例简介】

男性患者，19岁。因"外伤致右上肢麻木伴活动障碍4小时"入院。

现病史：患者于4小时前骑三轮摩托时不慎与机动车辆发生碰撞，从三轮车上甩出，右侧颈肩部撞于机动车，自觉右肩部疼痛，右上肢麻木伴活动障碍，伤后即送往医院。右肩部、胸部X线摄片示：未见异常。颈部MR平扫示：右颈部深肌群水肿并部分撕裂，右侧臂丛神经损伤，右颈总动脉疑似损伤。遂以"臂丛神经损伤"收入骨科治疗。自患病以来，精神尚可，体力正常，食欲正常，睡眠正常，体重无明显变化，大便正常，排尿正常。

否认糖尿病史，否认结核、肝炎等传染病史，否认外伤史，否认输血史，否认食物及药物过敏史。

查体：神志清晰，回答切题，查体合作。右颈根部可见一4cm×6cm大小皮肤擦伤，局部肿胀明显，右肩部无皮肤瘀紫、瘀斑，右肩部按压痛（＋）、活动受限，右肘部、右腕部感觉迟钝，活动可，右手感觉迟钝，本体觉可，右侧桡动脉可触及，右手各指血运可。双侧眼球位置正常，无眼震，双侧瞳孔等大同圆，直接、间接对光反射灵敏，双侧额纹对称，双侧睑裂对称，伸舌居中，双侧肢体肌张力正常，右侧上肢肌力下降，右侧下肢及左侧肢体肌力正常，无不自主运动，双侧霍夫曼征（－），双侧腱反射（－），双侧巴宾斯基征（-）。

辅助检查：

① 右肩部、胸部 X 线片：未见异常。

② 颈部 MR 平扫：右颈部颈深肌群外侧群肌肉水肿并前中斜颈部分撕裂，右颈胸部皮下脂肪、右颈部肌间隙（斜角肌间隙、斜角肌前间隙、气管旁间隙、后上纵隔稍明显）积液，右侧臂丛神经显示不清，右颈总动脉部分层面管腔内信号欠均匀，其余颈部软组织未见异常信号，所见颈椎未见破坏。

提示：右颈部颈深肌群水肿并部分撕裂，右颈胸部皮下脂肪、右颈部肌间隙积液，右侧臂丛神经损伤，右颈总动脉疑似损伤（图 7-1）。

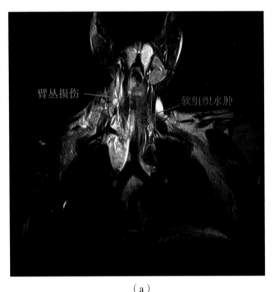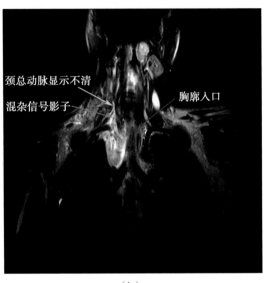

（a）　　　　　　　　　　　　　　　　（b）

图 7-1　外伤性颈动脉全程闭塞性病变，颈部 MR 平扫

（a）右侧臂丛上、中、下干损伤并双侧颈部软组织水肿；
（b）右侧胸廓入口及右颈部团块状混杂信号、右侧颈总动脉显示不清

## 【初步诊断】

① 右侧臂丛神经损伤。

② 右颈部肌肉部分撕裂伤。

③ 右颈部皮肤挫裂伤。

④ 可疑右颈总动脉损伤。

## 【入院会诊】

入院后请血管外科会诊，自诉右颈部疼痛不适，颈部及右肩部活动受限，稍活动后感头昏不适。查体：神志清楚，查体合作，回答切题。右颈根部可见一 4cm×6cm 大小皮肤

擦伤，局部肿胀明显，右肩部出现片状皮肤瘀斑，右肩部按压痛（＋）、活动受限，右肘部、右腕部感觉迟钝，活动可，右手感觉迟钝，本体觉可，双上肢桡动脉可触及，双下肢足背、胫后动脉搏动正常。右侧颈动脉及颞浅动脉搏动未触及，左侧颈动脉及颞浅动脉搏动正常。建议行头颈部 CTA 及 MRA 检查。右侧颈动脉损伤诊断明确后，患者即转入血管外科继续治疗。

头颈部 CTA：双侧颈动脉、椎动脉及脑动脉 CT 平扫（2 个部位）＋增强（2 个部位）＋动脉成像（2 个部位），3D 及 MIP 图像显示右颈总动脉、颈内动脉起始部至颈内动脉 C5 段及右侧椎动脉大部分未见造影剂充填，右锁骨上窝软组织肿胀明显；双侧大脑前、中、后动脉和基底动脉显示良好，开口、形态、走行正常，未见局限性扩张及狭窄征象，未见充盈缺损，未见异常血管团，管壁未见钙化斑。

提示：① 考虑右颈总动脉、右颈内动脉起始部至颈内动脉 C5 段及右侧椎动脉损伤并栓塞。

② 右锁骨上窝软组织肿胀明显（图 7-2）。

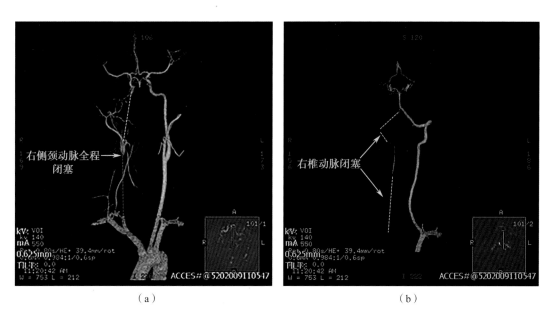

（a）　　　　　　　　　　　　　　　　（b）

图 7-2　外伤性颈动脉全程闭塞性病变，头颈部血管 CTA
右颈总动脉、右颈内动脉起始部至颈内动脉 C5 段及右侧椎动脉损伤并栓塞

头颈部 MRA：双侧颈部软组织肿胀，以右侧为著，右侧臂丛神经上、中、下干及根部显示欠清，左侧臂丛上、中、下干连续性完整，信号未见明显异常。右侧胸廓入口及右颈部见团块状以长 T2 为主混杂信号，右侧颈总动脉显示不清。

提示：① 右侧臂丛上、中、下干损伤并双侧颈部软组织水肿。

② 右侧胸廓入口及右颈部团块状混杂信号、右侧颈总动脉显示不清，考虑右侧颈动脉损伤并血肿形成（图 7-3）。

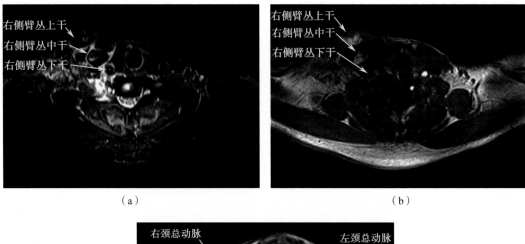

（a）　　　　　　　　　　　　　　　　（b）

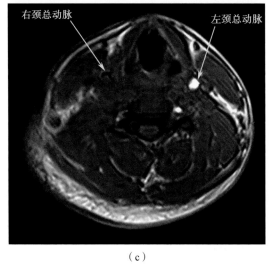

（c）

图7-3　外伤性颈动脉全程闭塞性病变，头颈部MRA

（a）右侧臂丛上、中、下干损伤并双侧颈部软组织水肿；（b）（c）右侧胸廓入口及
右颈部团块状混杂信号、右侧颈总动脉显示不清，考虑右侧颈总动脉损伤并血肿形成

## 【最后诊断】

① 右颈总动脉、右颈内动脉及右侧椎动脉损伤并血栓栓塞。

② 右侧臂丛神经损伤。

③ 右颈部肌肉部分撕裂伤。

④ 右颈部皮肤挫裂伤。

## 【病情分析】

患者青年男性，以外伤后右颈部疼痛不适，颈部及右肩部活动受限，稍活动后感头昏不适为主要表现。体格检查提示右侧颈动脉及颞浅动脉搏动未触及，左侧颈动脉及颞浅动脉搏动正常，右颈根部可见一4cm×6cm大小皮肤擦伤，局部肿胀明显，右肩部出现片状皮肤瘀斑，右肩部按压痛（＋）、活动受限。影像学资料提示右颈总动脉、右颈内动脉及右侧椎动脉损伤并栓塞；右侧臂丛神经损伤；右颈部肌肉部分撕裂伤；右颈部皮肤挫裂伤（图 7-1，图 7-2，图 7-3）。患者诊断明确，有脑缺血的相关表现，右侧颈总动脉全程闭塞，右侧皮肤、肌肉及神经损伤。需尽快处置。

## 【临床决策分析】

对于本病例外伤性颈动脉全程闭塞性病变，临床处理方案主要在以下几方面进行讨论：保守还是手术治疗；如手术治疗，手术时机的选择，处理的先后顺序，具体术式选择。

### （1）保守还是手术治疗

本例患者因外伤引起动脉损伤闭塞，病变区域的血肿、肌肉撕裂、解剖紊乱等均导致手术时难度较大，不利于外科操作；且损伤多引起血管内膜撕裂卷曲，导致动脉开通困难。同时患者神志清楚，日常活动不受影响，有保守治疗的条件。

但是患者很年轻，而且活动稍剧烈后即感头昏不适，脑缺血症状明显，尽管患者基底动脉环（Willis 环）完整（图 7-4），考虑到今后的生活质量，还是考虑手术治疗。

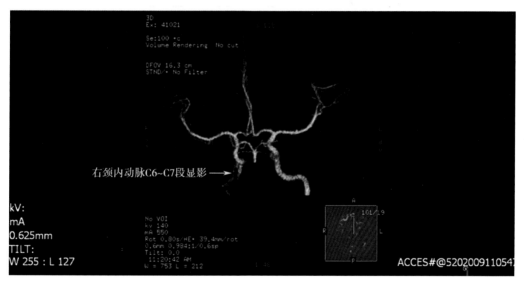

图 7-4　外伤性颈动脉全程闭塞性病变，头颈部血管 CTA

基底动脉环完整

### （2）手术时机

对于这个患者，何时进行手术治疗比较矛盾。本应在血栓形成时越早手术效果越好，但此患者因外伤造成患处血肿及广泛软组织水肿、血管壁水肿，给手术带来很大难度及风险。主诊医生再三考虑后决定在予以适度抗凝治疗的条件下，2 周后，待水肿好转再进行手术治疗。

**（3）处理先后顺序**

结合文献报道与笔者团队以往经验，通常遵循"三优先原则"：第一，优先处理最重要的病变；第二，优先处理操作较简单病变；第三，优先处理不影响后续操作的病变。结合本例患者的最终诊断，主诊医生决定将最重要的病变和优先处理不影响后续操作的病变作为先后顺序的重点，右侧颈总动脉、右颈内动脉闭塞引起脑缺血，为最重要的病变，应优先处理；为不影响后续的相关操作，应优先处理远端颈内动脉闭塞，如果先处理颈总动脉起始段闭塞，可能会出现栓子向远心端移动造成更严重的颅内动脉栓塞，出现严重并发症甚至生命危险；右侧椎动脉闭塞段位于椎间孔内，手术过于困难，且基底动脉血供可由左侧椎动脉供给，此次不予以考虑处置；臂丛神经损伤及肌肉损伤予以保守治疗。

**（4）具体术式选择**

本病例有三类手术方式供选择：开放手术、腔内手术和复合手术。

① 开放手术　患者病变范围广，右侧颈总动脉、颈内动脉颅外段及颅内段均受累及，单纯开放手术难度大、创伤大，首先排除。

② 腔内手术　远端保护伞保护下右侧颈动脉取栓 + 支架成形术，该方案优点是简洁微创、患者易耐受、出血风险低，理论上可一期腔内修复所有病变、并发症相对较少；但是该患者的病因为外伤，根据以往经验，多存在内膜断裂卷曲，导丝亦不易通过内膜卷曲段，腔内取栓成功率很低，支架也难以准确释放，腔内一期手术成功率较低，也不作为首选。

③ 复合手术　右侧颈内动脉、颈总动脉探查取栓，内膜成形，颈动脉造影，腔内支架成形术，本方案将各种治疗的优势进行结合，手术成功率高，临床可行，故作为首选。

最终手术方案确定为**一期复合手术**。

## 【诊疗过程】

**（1）术前 MDT（多学科）会诊**

术前完善心肺功能，颅脑 MRI+DWI，颅脑灌注评估，头颈部 CTA、MRA 及头颈部多普勒超声检查，请骨科、神经内科及神经外科会诊，充分评估手术难点、完善手术预案及出现意外情况时的应急方案。

为预防术后缺血再灌注损伤，围手术期严格控制血压，术后选择 15° 半卧位，神经营养及抗自由基治疗，必要时脱水治疗。

**（2）手术方案**

右侧颈内动脉、颈总动脉探查取栓，内膜成形，颈动脉造影，腔内支架成形术。

**（3）手术过程**

麻醉满意后，患者平卧，肩下垫枕，头偏向左侧，常规消毒铺巾。取右颈部沿胸锁乳凸肌前缘直切口长约 15cm，切开皮肤、皮下及颈阔肌，电凝、结扎止血。沿胸锁乳突肌前缘锐性分离，结扎颈浅静脉及面静脉分支，分离出颈动脉鞘，予以肝素 40mg 静滴，分离出颈总动脉、颈外动脉及颈内动脉，阻断带分别环绕，分离出甲状腺上动脉，7号线环绕阻断。术中行喉返神经探查，游离松解神经于手术区外避免损伤。确认无累及内侧迷走神经后，将血压提升至150mmHg后，血管阻断钳阻断颈总动脉及颈内动脉及颈外动脉，于颈动脉分叉下方纵行切开颈总动脉长约4cm，见颈外动脉回血好，颈内动脉回血差，颈总动脉无血流，以3-Fr取栓管行颈内动脉取栓，取出约3cm混合性血栓，见回血好，4-Fr取栓管插入颈总动脉近心端长约15cm，取出颈动脉内膜及混合性血栓长约8cm，颈总动脉喷血好，遂予以部分颈内动脉内膜切除，6-0无损伤线缝合颈总动脉，予以20%甘露醇250ml加地塞米松10mg静滴，血压降至120mmHg后，开放颈内动脉，颈外动脉，夹闭颈内动脉，开放颈总动脉，再次开放颈内动脉，吻合口无渗血。局部喷猪源纤维蛋白黏合剂2.5ml止血防粘连；留置引流管后，逐层缝合切口。

取右股部直切口10cm，切开皮肤、皮下组织、深筋膜，暴露并游离股总、股浅、股深动脉，硅胶管套扎以备阻断。股动脉穿刺后置入库克动脉血管鞘组一根，在泰尔茂M型中等长度导丝一根引导下于主动脉弓部置入库克血管造影导管J（猪尾导管）一根，行主动脉造影，提示右颈总动脉局部管壁有充盈缺损［图7-5（a）］，考虑术后有可能形成夹层及血栓，决定置入覆膜支架，遂交换超硬导丝，置入戈尔肝素涂层血管内覆膜支架系统7mm×50mm，再以7mm×30mm球囊扩张，再次行颈动脉造影术，显示颈总动脉、颈内动脉及颈外动脉血流通畅［图7-5（b）］。6-0无损伤线缝合股总动脉，逐层缝合切口。

术后安返病房。

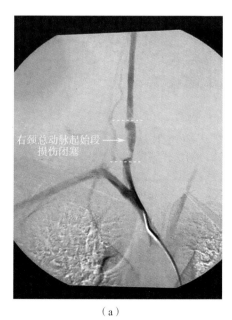 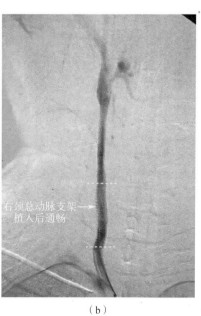

（a）　　　　　　　　　　　　　　（b）

**图7-5　外伤性颈动脉全程闭塞性病变，右侧颈动脉DSA造影**

（a）右颈总动脉起始段管壁有充盈缺损，考虑夹层或血栓可能；（b）置入肝素涂层血管内覆膜支架系统7mm×50mm，再以7mm×30mm球囊扩张，复查造影提示支架展开可，病变覆盖完全，支架内及远端血流通畅

## 【术后处理及随访】

术后给予心电监护，密切监测生命体征、意识变化，严格控制血压、心率，用药上予以抗感染、抗凝、扩管治疗，同时头高位，适当脱水、营养神经等处理。

术后第2天：患者血压平稳在125/80mmHg左右，自主呼吸20次/分，心率65次/分，神志清楚，查体配合。

术后第7天：生命体征稳定，复查头颈部CTA（图7-6），提示支架在位，形态良好，血流通畅。

术后14天出院，无手术后并发症，术前运动时间稍久或稍剧烈后头昏不适感消失，出院后口服阿司匹林肠溶片100mg每日1次、硫酸氢氯吡格雷（波利维）75mg每日1次、瑞舒伐他汀钙片10mg每日1次。

术后第90天：门诊复查，生命体征平稳，头晕的症状消失，神志清楚，对答自如，复查头颈部CTA，提示右颈总动脉中下段可见支架置入术后改变，管腔通畅，未见充盈缺损，右侧椎动脉细小，基底动脉环完整（图7-7）。

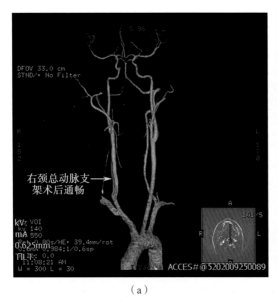
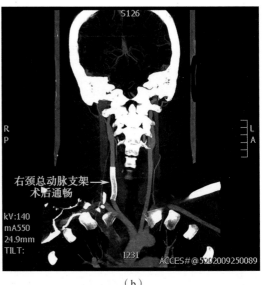

（a）　　　　　　　　　　　　　　　　（b）

图7-6　外伤性颈动脉全程闭塞性病变，术后第7天复查头颈部CTA

右颈总动脉中下段可见支架置入术后改变，管腔通畅，未见充盈缺损，
周围未见造影剂外漏征象，右侧椎动脉V1~V2段显示不清

## 【经验与体会】

颈动脉全程闭塞性病变一般多见于中老年患者，多伴有糖尿病、高血压及长期吸烟史；多数由动脉粥样硬化引起，部分由大动脉炎引起；因病程较长，多数侧支血管代偿较好，无明显临床症状，可不予外科治疗。但是外伤引起的全程闭塞性病变少见，且

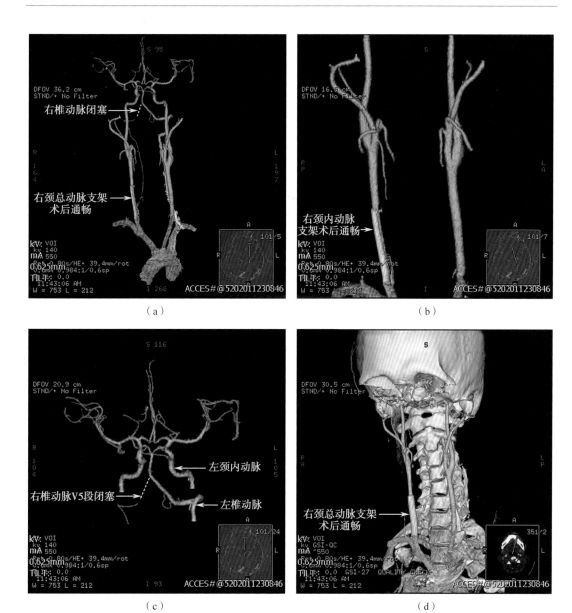

（a）

（b）

（c）

（d）

图 7-7 外伤性颈动脉全程闭塞性病变，术后第 90 天头颈部 CTA

右颈总动脉中下段可见支架置入术后改变，管腔通畅，未见充盈缺损，
右侧椎动脉 V1~V2 段显示不清，基底动脉环完整

外伤常伴随周围组织、器官受损，导致出血、肿胀至解剖紊乱，动脉血管壁也会出现水肿、内膜损伤甚至断裂，急性起病，代偿差，脑供血不足症状明显，一般均需手术干预，但临床治疗过程中的难度大，不可预测的意外情况也会更多。本例患者右侧颈肩部外伤引起右颈总动脉、右颈内动脉及右侧椎动脉损伤并伴有血栓栓塞，患者有较明显的脑供血不足症状，且年龄小，考虑以后的生活质量，需进行积极的治疗，具备手术治疗指征。

对于本例患者，因受伤后诊断臂丛神经损伤，首诊骨科医师没有及时确诊右侧颈动脉损伤闭塞，错过了外伤急性期手术处理的时机。血管外科会诊后行 CTA 及 MRA 检查，确诊右颈总动脉、右颈内动脉及右侧椎动脉损伤并血栓栓塞，但此时组织水肿明显，手术难度加大，此时患者神志清楚，仅运动后头昏不适明显，尚不需急诊手术治疗，因组织水肿的消退时间在 2 周左右，主诊医师在伤后 2 周进行手术，其间为了避免颈动脉大量血栓形成，予以低分子肝素抗凝治疗，术前再次复查头颈部 CTA 了解动脉闭塞情况。手术方式采用复合手术进行，先切开取栓，颈内动脉远心端取出血栓后回血好，近心端取出少量血栓后，未见喷血，考虑内膜损伤，遂造影，提示右颈总动脉局部管壁有充盈缺损，决定置入支架覆盖病变；对于支架选择裸架还是覆膜支架，考虑患者为外伤引起，局部血管管壁有损伤水肿，裸架置入后易形成血栓，为了近远期通畅率，选择了带有肝素涂层的 Viabahn 支架。对于支架口径的选择，考虑不属于扩张性病变及动脉粥样硬化病变而是血管损伤，为避免水肿血管的扩张而再次损伤，选择支架口径时未进行放大（oversize），在术后 3 个月的复查中未见异常，但是仍需要进一步的长期随访观察。

对于外伤性的颈动脉全程闭塞性病变，目前无统一分型及诊疗规范，该病例只能针对受伤部位、病变范围及病变性质，结合患者实际情况，通过术前充分全身及局部精确评估和多学科会诊确定手术治疗方案。充分评估——更安全，最优术式——更简捷，修复病变——更有效。

## 【专家点评】

结合本例患者具体情况，主要有以下几个需要反思的问题：a. 患者颈部钝性损伤，首诊医生未进行颈部血管的检查，导致颈部血管创伤未在第一时间发现，造成后期确诊时处于组织水肿期，且部分血肿形成，解剖紊乱，给手术带来困难。因此在处理钝性损伤时切不可忽视对血管创伤的检查。b. 患者右侧颈总动脉，颈内动脉起始段至 C5 段闭塞，属于长段闭塞。尽管患者有活动后头昏不适的症状，还应该进行颅脑灌注的评估检查，如果有明确的脑灌注不足，则是手术开通闭塞动脉的有力指征。本病例缺乏此项证据（未见灌注图像），稍显不足。c. 未进行脑缺血各项检测的评分，以后要注意。这也是临床科研必需的一手资料。d. 在腔内置入颈动脉支架时没有常规进行远端脑保护装置的置入。以后如果有条件，必须要先置入脑保护装置，否则很容易出现脑梗死。

（撰写：刁光亮　唐于媚　　点评专家：尹存平）

## 案例 2 外伤性颈动静脉瘘覆膜支架治疗

### 【导读】

外伤导致的颈动静脉瘘临床上不多见，其可导致心力衰竭、栓塞、脑供血不足等。传统治疗方式为手术缝合瘘口，随着腔内治疗的兴起、各式器材的更新，因具有微创优势，尤其在手术难以探及的瘘口有明显优势，覆膜支架治疗也逐渐成为临床中对于此类患者的重要选择之一，但与手术对比其远期效果仍是未知。本案例分享一例外伤性颈动静脉瘘使用覆膜支架治疗的诊治经验。

### 【病例简介】

男性患者，46 岁。因"左颈部搏动性肿物 13 年"入院。

现病史：患者 13 年前左颈部受伤后出现搏动性肿物，诊断为左颈部动静脉瘘，当时未给予特殊处理，左颈部搏动性肿物逐年增大，无头晕、头痛、黑矇，偶有心慌、心悸、胸闷不适。门诊行 CTA 示：左侧颈总动脉 - 颈静脉动静脉瘘，颈静脉瘤样扩张。自患病以来，精神尚可，体力正常，食欲正常，睡眠正常，体重无明显变化，大便正常，排尿正常。

否认糖尿病史、高血压，否认结核、肝炎等传染病史，否认输血史，否认食物及药物过敏史。无放射物、毒物接触史，无毒品接触史，无吸烟史，无饮酒史，无冶游史。

查体：神志清晰，对答切题，左颈部可触及搏动性肿物，明显震颤感，可闻及明显的血管杂音，颈静脉怒张，双侧股动脉搏动正常。神志言语清，双侧眼球位置正常，无眼震，双侧瞳孔等大同圆，直接、间接对光反射灵敏，双侧额纹对称，双侧睑裂对称，伸舌居中，双侧肢体肌张力正常，双侧肢体肌力正常，无不自主运动，双侧霍夫曼征（−），双侧腱反射（−），双侧巴宾斯基征（−）。

辅助检查：行头颈部 CTA，示左侧颈总动脉 - 颈静脉动静脉瘘，颈静脉瘤样扩张（图 7-8），并可见高密度异物在血管旁（请结合临床）。

### 【诊断】

左颈动静脉瘘。

### 【病情分析】

患者中年男性，以颈部搏动性肿物入院，既往工作时被异物伤至颈部，一直未处理，体格检查提示左颈部可触及搏动性肿物，有明显震颤感，可闻及明显的血管杂音，颈静脉怒张。头颈部 CTA：左侧颈总动脉 - 颈静脉动静脉瘘，颈静脉瘤样扩张。颈部血管超声检查提示：左侧颈总动脉下段局限性扩张（考虑动脉瘤）；左侧颈总动脉瓣上实性回声（考虑血栓形成）；左侧颈内静脉较右侧颈内静脉增宽。本病例通过 CTA、查体明确诊断为颈动静脉瘘，患者来院时瘘已经存在多年且不能自行愈合，手术指征明确，需要封堵瘘口，防止远期并发症。

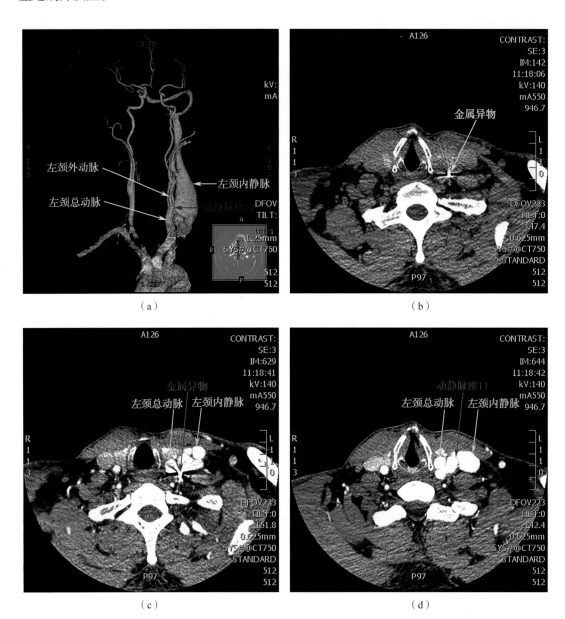

图 7-8　外伤性颈动静脉瘘，头颈部 CTA

左侧颈总动脉 - 颈静脉动静脉瘘，颈静脉瘤样扩张（a）；横断面可见金属异物（b）（c）及动静脉瘘口（d）

## 【临床决策分析】

本病例重点讨论内容为手术方式的选择。

① 开放手术　该患者受伤 13 年，颈部一直存在搏动性肿物，意味动静脉瘘已有 13 年之久，CTA 显示瘘口在颈总动脉且位置较低，开放手术难以控制，颈静脉已经严重扩张，亦会影响手术视野、影响近端血管控制，且瘘口多年，必有与周围组织粘连，直接修补难度大、可能损伤血管，所以开放手术非首选，倾向腔内手术。

② 腔内手术　术中使用 DSA 造影可观察造影剂流向，进一步明确瘘口所在位置，使用覆膜支架精准覆盖瘘口，创伤小、恢复快、精准，因此为首选，颈总动脉置入覆膜支架主要担心支架再狭窄、支架血栓形成、远期通畅率等问题，因此术后需要常规抗栓治疗，定期复查。

最终手术方案确定为腔内手术。

## 【诊疗过程】

### （1）术前检查

常规完善术前检查，超声心动图可见三尖瓣轻度反流、肺动脉轻度高压，考虑心脏输入量增加所致，其余心电图、肝肾功能、凝血功能、血常规未见异常。

### （2）手术方案

左颈动脉造影、覆膜支架置入术。

### （3）手术过程

麻醉满意后，患者平卧，手术野常规消毒铺巾。根据患者体重给予全身肝素化。取左股动脉穿刺，穿刺成功后置入泰尔茂血管鞘组，泰尔茂 M 型短导丝引导下置入泰尔茂血管内造影导管（猪尾导管），进入主动脉至主动脉弓部，连接高压注射器行造影显示：左颈动静脉瘘，可见血管旁金属片随动脉搏动，诊断明确。

取右股部直切口 15cm，切开皮肤、皮下组织、深筋膜，暴露并游离股总动脉、股浅动脉、股深动脉，硅胶管套扎以备阻断。直视下穿刺右股动脉，穿刺成功后置入泰尔茂动脉血管鞘组，泰尔茂 M 型短导丝、泰尔茂血管内造影导管（单弯导管）配合下进入主动脉弓部，超选颈部左颈动脉，左侧入路造影导管明确瘘口位置，透视下先后导入 2 枚戈尔Viabahn 支架 8mm×60mm、8mm×70mm，2 枚支架标准重叠，在左颈总动脉内释放，再次造影显示：原左动静脉瘘消失，颈动脉显影良好，支架形态良好。用血管缝线缝合右侧股动脉血管壁切口，开放血流，血管充盈搏动好，创面彻底止血，逐层缝合伤口至皮肤。管腔无狭窄。左股动脉穿刺点给予压迫处理。术中经过顺利，出血少，术毕安返病房。

## 【术后处理及随访】

术后给予心电监护，密切监测生命体征、意识变化，严格控制血压、心率，并予以低分子肝素抗凝治疗、抗生素预防移植物感染。

术后第 1 天：血压 125/80mmHg，自主呼吸 20 次 / 分，心率 75 次 / 分。神志清楚、对答切题，无神经系统障碍，颈部搏动性肿物消失，未闻及血管杂音，血压平稳，切口无渗出、红肿、穿刺点无血肿，下肢动脉搏动正常。

术后第 5 天：出院，出院后口服利伐沙班 20mg，每日 1 次。

术后第 1 个月：门诊复查，神志清楚，对答自如，生命体征平稳，颈部无搏动肿物，未闻及血管杂音。复查 CTA，提示支架在位，形态良好，血流通畅（图 7-9）。

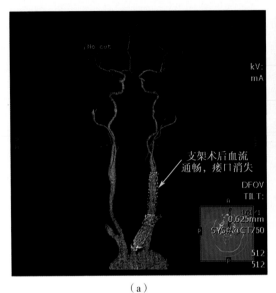
（a）

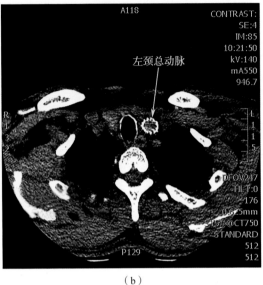
（b）

（c）

图 7-9　外伤性颈动静脉瘘，术后复查头颈部 CTA

（a）支架在位，形态良好，血流通畅；（b）横断面可见支架充分贴壁，未见血栓；（c）金属异物在覆膜支架外

【经验与体会】

外伤性颈动脉假性动脉瘤并发颈总动脉 - 颈内静脉瘘在国内、外鲜有报道。传统认为

颈动脉假性动脉瘤的原因是颈内静脉插管的并发症或为颈部手术误伤。颈动脉假性动脉瘤伴颈静脉瘘有其特殊的临床表现，除局部搏动性肿块外，细震颤和连续性血管杂音也对诊断动静脉瘘有重要价值。瘘口远端动脉血流量减少，灌注压下降，可能出现大脑供血不足的症状，如头痛、头晕、记忆力及视力减退等。在对于全身循环的影响上，瘘口远端动脉血流减少和周围血管阻力降低，促使心输出量增加和舒张压降低，回心静脉血流增多，促使中心静脉压升高和心脏前负荷增加。分流的最终结果是心脏肥厚、扩大，导致心力衰竭。

本例患者无脑缺血症状，但心脏超声检查可见肺动脉轻度高压、三尖瓣关闭不全，考虑与常年动静脉瘘有关。对于颈动静脉瘤的治疗有手术直接修补、腔内治疗两种方式，考虑患者瘘口在颈总动脉，且位置较低，开放手术势必需要切开锁骨及胸骨，且颈静脉严重扩张，可能在解剖时发生难以控制的出血，因此本例选择了腔内手术。随着血管腔内技术的发展，覆膜支架隔绝动静脉瘘已成为微创、风险低、预后好的治疗方法。本例单一瘘口颈部动静脉瘘，支架有良好的锚定区，是腔内覆膜支架隔绝的良好适应证。为防止围手术期支架血栓形成，给予抗凝治疗。术中左股动脉入路用于造影定位，右股动脉入路用于支架导入释放。支架释放后形态良好，未再给予球囊贴壁，术后即刻颈部搏动性肿物消失，术后1个月复查CTA显示效果确切。

## 【专家点评】

动静脉瘘（arterio-venous fistula，AVF）是动静脉之间的异常连接，分为先天性和后天性两种。先天性AVF很少，后天性多为创伤及医源性损伤引起。AVF治疗的基本原则是隔离或关闭瘘口，同时尽可能维持瘘口远端的血流灌注量；如AVF诊断明确，应尽早干预避免后期严重并发症。AVF的治疗方式为开放手术及腔内治疗，目前腔内治疗为首选，可根据病情选择覆膜支架、弹簧圈、氰基丙烯酸酯等进行瘘口的封闭。本例患者颈部动静脉瘘由外伤引起，发病较长时间未处理，已经引起心脏的器质性改变，有绝对的手术指征。因病变临近Ⅰ区，开放手术损伤大，并且没有感染，选择为腔内介入覆膜支架隔绝也是最佳手术方案。手术顺利无并发症出现，但是对于此类病变腔内治疗时最好先行置入脑保护装置，以避免出现脑梗死等并发症。

（撰写：梅百强　　点评专家：尹存平）

## 案例 3  覆膜支架腔内修复联合二期清创术处置创伤性颈动脉大出血

### 【导读】

颈动脉外伤致伤原因多样，发病凶险，救治困难，有较高的致死、致残风险。与四肢动脉损伤不同，颈动脉地处"解剖要道"，内侧相邻气管、食管、颈静脉，形成的血肿易压迫气管引起窒息；靶器官大脑非常重要，损伤引起大脑缺血，极易致残甚至死亡；周围还有迷走神经、舌下神经等重要脑神经，损伤本身或救治过程中保护不佳极易造成继发损伤，引起严重的神经并发症；且颈动脉位置表浅、暴露于躯干以外，不易防护，容易受到创伤。本案例分享 1 例鱼钩致颈动脉锐性伤的诊治经验。

### 【病例简介】

男性患者，22 岁。因"鱼钩致右颈动脉锐性伤 3 日"入院。

现病史：患者于 2014 年 8 月 29 日上午 9:00 左右被锐利鱼钩扎伤右颈部，导致大出血，当时出血量约 800ml，当时即出现头晕、心慌，予以压迫止血后，于 17:00 左右送至当地县医院，行急诊手术伤口探查未发现明显出血点。术毕患者猛烈咳嗽后再次突发大出血，出血呈喷射状，压迫止血后急送至当地中心医院，予以输血、补液等治疗后再次手术探查，行气管插管，术中发现疑似颈动脉破裂，以纱布填塞伤口，伤口外予以真空负压吸引。

查体：血压 100/60mmHg，心率 100 次/分，呼吸 18 次/分，体温 36.9℃。意识淡漠，嗜睡，四肢活动可，右颈部可见"十"字形手术切口，右侧颈部触及一搏动性肿块，直径约 7cm，听诊闻及吹风样杂音，气管左偏。

辅助检查：行颈动脉 CTA，示 C6、C7 水平，右颈总动脉内侧可见一长径约 3.8cm 的假性动脉瘤，与右颈总动脉相通，增强扫描与右颈总动脉同步强化。颈部软组织肿胀，局部破损，颈 6~胸 2 水平颈前部见一长径约 6.5cm 的不均匀团片状高密度影，内见条索状致密影。气管内见插管影，气管向左侧移位（图 7-10）。

### 【诊断】

① 右颈部锐性开放伤。
② 右颈总动脉破裂，假性动脉瘤形成。
③ 失血性休克（失代偿期）。

### 【病情分析】

患者青年男性，因鱼钩扎伤右侧颈部，急性起病，急性病程。患者外伤后即刻出现大量出血，压迫止血后出血暂时止住，后因咳嗽导致颈动脉压力增高再次出血，压迫止血效果不佳，当地医院予以气管插管辅助呼吸后转入我院。入院时存在休克早期征象，颈部可触及一搏动性肿块，气管受压偏左，影像学资料提示右颈总动脉假性动脉瘤形成。患者有明确的颈部外伤史，右颈动脉假性动脉瘤形成，诊断明确。患者入院时合并失血性休克，病情凶险，需手术治疗修复颈动脉破口，解除气管压迫。

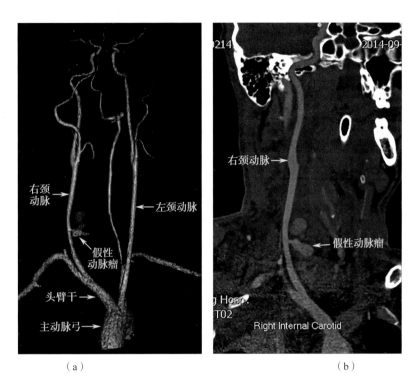

（a）　　　　　　　　　　　　　　　　（b）

图 7-10　创伤性颈动脉大出血，颈动脉 CTA

（a）（b）右侧颈总动脉假性动脉瘤

## 【临床决策分析】

对于本例病例，颈动脉外伤导致颈动脉破裂出血、假性动脉瘤形成，外科处理方案主要集中在两方面：开放手术还是腔内手术，一期手术还是分期手术。

### （1）开放或腔内手术

本例患者被鱼钩损伤颈部，鱼钩损伤存在锐利刺伤及撕脱损伤，其导致的皮下损伤的范围、颈动脉破口形态及颈动脉与周围组织的粘连程度尚不明确。开放手术过程中假性动脉瘤破裂有引起大出血的风险；腔内治疗可以结合颈动脉造影，集检查和治疗于一体，决定通过微创的方式为患者一期修复，解除假性动脉瘤这颗"不定时炸弹"，保住患者性命。综合考虑，腔内手术为最优方案。

**（2）一期手术或分期手术**

患者目前除了面临颈动脉假性动脉瘤的破裂风险，还合并颈部开放，颈部血肿压迫气管，失血性休克等合并症。可能面临局部伤口感染、气管受压致呼吸困难、低血容量性休克等风险。腔内手术可以微创、快速、精准解除颈动脉假性动脉瘤破裂的风险，但是考虑到患者目前低血容量性休克，对全麻手术的耐受性较差，介入手术室的无菌环境相对常规手术室有差距，为保证全麻手术的安全性及清创的彻底性，决定先在介入手术室行腔内修复术，后二期手术进行颈部伤口清创缝合＋血肿清除术。

最终手术方案确定为一期腔内覆膜支架修复破口，二期清创缝合＋血肿清除。

## 【诊疗过程】

**（1）术前多学科 MDT 会诊**

术前完善胸部 CT、颈动脉 CTA 检查，邀请重症医学科、麻醉科、影像科、神经外科会诊，充分评估患者颈动脉伤情、心肺功能和脑神经功能。患者休克症状较入院时有改善，脑神经功能未见明显异常，待休克症状纠正后可耐受全麻手术。术前注意充分补液、抗感染；围手术期控制血压，避免咳嗽；颈部伤口持续负压吸引，注意观察负压引流情况。

**（2）手术方案**

一期手术：右颈总动脉造影＋覆膜支架腔内修复术。

二期手术：右颈部清创＋血肿清除术。

**（3）手术过程**

一期手术：患者仰卧，常规腹股沟区，铺无菌手术巾。右腹股沟局部麻醉，于右侧腹股沟韧带中点动脉搏动强烈处穿刺右股总动脉，导入 6-Fr 短鞘。0.035 英寸（0.889mm）导丝配合猪尾导管进入主动脉弓造影提示：右颈总动脉距右锁骨下动脉起始部 3cm 处内侧局部造影剂外溢，破裂口位于第 7 颈椎水平［图 7-11（a）］。交换 5-Fr 单弯导管配合泥鳅导丝超选入右颈总动脉，交换加硬导丝，路途下将导丝超选至右颈外动脉。交换 9F-COOK 70cm 长鞘至右颈总动脉，导入 9mm×50mm Viabahn 支架一枚［图 7-11（b）］。支架中段完全覆盖破裂口，精确释放后造影提示：破裂口消失，无造影剂外渗，支架展开形态良好。遂拔除长鞘、导管导丝，穿刺点封堵器封堵后加压包扎。

二期手术：患者取平卧位，肩部垫高，气管插管全麻成功后常规颈部消毒铺单，见右侧颈部原有十字形切口，横行切口平喉结平面，长约5cm，斜行切口沿胸锁乳突肌前缘，长约10cm，切口部分坏死发黑，有少量液性渗出，拆除原有缝线，修剪除去部分坏死皮肤，钝性分离皮下组织及胸锁乳突肌下方间隙，沿原有间隙分离瘢痕组织，见间隙内充满陈旧性血块，大小约6cm×5cm×4cm，质硬，清除所有血肿及周围坏死组织和瘢痕组织（图7-12，图7-13），用大量生理盐水和双氧水反复冲洗切口内残腔，冲洗干净后于残腔上下两端各放置一根负压引流管并经右侧颈部引出接负压吸引球（图7-14）。检查无活动性出血，逐层关闭手术切口。

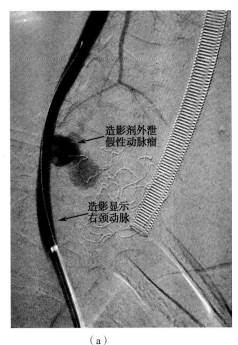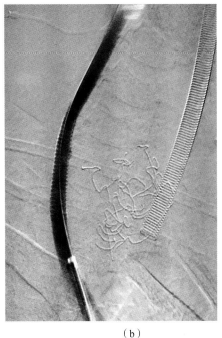

（a）　　　　　　　　　　　　　　　　（b）

图 7-11　创伤性颈动脉大出血，右颈总动脉造影

（a）右侧颈总动脉见假性动脉瘤形成；（b）置入 9mm×50mm 自膨式覆膜支架

## 【术后处理及随访】

一期手术后造影提示颈部破损被覆膜支架完全覆盖，破口得到修复。术后给予心电监护，密切监测生命体征、意识变化以及伤口负压引流情况，药物治疗予以抗炎、双联抗血小板、抗应激、水化等处理。

术后第 2 天，患者生命体征平稳，休克得以纠正，予以拔除气管插管，患者未出现明显呼吸困难征象，神志清楚，查体配合。

术后第 2 天，患者在全麻下行颈部伤口清创术＋血肿清除术。手术顺利，术后予以抗炎、伤口换药等处理，切口愈合良好（图 7-15）。

术后 6 个月复查 CTA：支架在位通畅，无再狭窄发生。

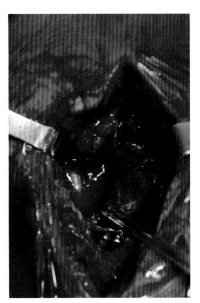

图 7-12　术中暴露颈总动脉

## 【经验与体会】

颈动脉是颈部最为重要的大血管，一旦损伤后果严重。快速、有效地救治和修复，可挽救患者生命、最大程度避免脑功能损害。针对颈动脉损伤大出血休克，血肿压迫窒息

的情况，应在有效止血的同时快速建立气道，尽快转运至高级别医疗机构后再彻底处理损伤。

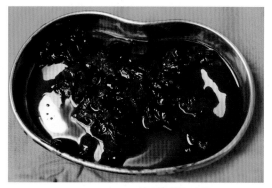

图 7-13　清除血肿

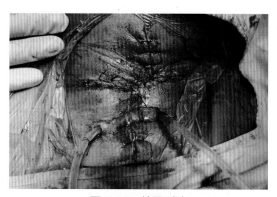

图 7-14　放置引流

对于成功转运至高级别医疗机构的患者，多学科的协助诊疗可以使患者在急救、评估、手术、监护、康复等各个环节得到及时、合理的治疗。对于病情稳定的患者，完善血管超声、颈动脉 CTA、头颅 CT 或 MRI 等检查，对于明确损伤部位、损伤程度、头向血供、有无合并损伤，确定临床分类及分型具有很大的临床价值和指导意义。

根据颈动脉外伤的"TOPIC"分类法，本例患者入院时距受伤时间超过 6 小时，处于 T1 急性期。患者因鱼钩刺破皮肤，皮肤软组织出现明显破损，属于 O1 开放伤。损伤部位是决定患者手术治疗方式的重要依据，国际上按照环状软骨和下颌角把颈部分为 3 区，P1 区在

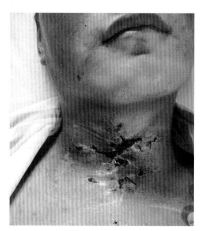

图 7-15　术后颈部伤口恢复情况

环状软骨水平以下，P2 区在环状软骨与下颌角之间，P3 区在下颌角与颅底之间。此例患者损伤部位处于 P1 区域，位置较低，解剖相对困难。入院后完善颈动脉 CTA 示，患者颈动脉连续性存在，C6~C7 段可见颈动脉部分破损形成的假性动脉瘤。根据损伤程度分型，患者属于 I2 型。由于颈动脉承担大脑的主要血供，颈动脉外伤势必影响头向血供，进而造成神经损伤。患者入院后颈动脉 CTA 检查示，患者颈动脉损伤远端管腔未见明显狭窄，患者入院时意识无明显障碍，神经系统检查未见异常，按照损伤后对头部血供的影响及神经损伤程度分为 C1 型。综合患者病情及影像学资料，按照"TOPIC"分型，此例患者损伤可具体为 T1 O1 P1 I2 C1 型。

颈动脉损伤当前主要手术方式分为开放手术、介入手术和复合手术。手术治疗的原则是采取一切可能的方法修复颈部大动脉伤，恢复血运，较大程度避免缺血性脑损伤。对于压迫止血困难，病情紧急、生命体征难以维持的患者，预计外科探查难度大、出血难以控制等情况，应行急诊复合手术治疗。行 DSA 弓上动脉造影明确动脉损伤位置、管腔条件

以及颅内血供情况，使用覆膜支架修复动脉破口恢复血运，根据损伤病情及损伤情况行同期或者二期血肿清除及清创缝合。复合手术还适合于病情稳定、外科手术解剖困难的 P3 患者。

本例患者的成功救治，得益于患者当地医院人工气道的早期建立，行之有效的止血，以及入院后多学科的协同治疗。

## 【专家点评】

本例为创伤性颈动脉大出血救治的成功范例，为未来平时或战时救治此类患者提供了重要参考经验。在现场急救环节，应当遵循有效压迫止血与建立抗压气道并重的理念，第一时间完成局部有效压迫，同时对疑似出现气管压迫的伤员尽快通过气管插管建立抗压气道。在转运后送环节，应牢固固定颈部，并且尽快缩短转运时间。在运送至后方医院后，快速进入绿色通道，组织院内多学科会诊，遵循"TOPIC"原则快速边评估、边抢救。

在术式选择上，颈动脉创伤手术救治建立在对弓上动脉及颅底解剖充分了解的基础之上，要求术者有着丰富的颈部外科经验，熟练掌握腔内和开放手术技能，针对损伤程度快速准确评估伤情，选择最优的处置方式。颈动脉创伤救治除控制出血外还应特别注意颈部是否存在骨折以及气道受压、阻塞，因此院前急救尤为重要，这直接关系到颈动脉损伤患者能否有机会得到入院治疗。

本例患者入院前已在当地医院建立了人工抗压气道，纱布压迫止血确切，这为入院后的一系列检查和治疗争取到了时间。入院后多学科协作，经过准确的检查评估制定了手术方案，使患者得到成功救治，转危为安。

（撰写：韩国靖　吴鉴今　　点评专家：曲乐丰）

## 案例4 覆膜支架植入术治疗创伤性椎动脉假性动脉瘤合并椎动静脉瘘

### 【导读】

椎动静脉瘘（vertebro-vertebral arteriovenous fistula，VVAVF）是椎动脉（VA）或其分支与邻近静脉结构之间的异常交通。创伤是其最常见的病因，大多数是由意外或医源性创伤引起的，其中最常见原因是穿透性颈部损伤。少数 VVAVF 是先天性或自发性的瘘管。许多病例无临床症状，或仅表现为耳鸣、椎基底动脉缺血症状。本案例分享 1 例经腔内支架植入术治疗创伤性椎动脉假性动脉瘤合并椎动静脉瘘的病例。

### 【病例简介】

患者男性，28岁。因"头晕伴右上肢乏力、感觉减退 15 天"入院。

现病史：患者于 1 个月前进行机械操作时被铁片崩入右颈部，时感疼痛、血流不止。至当地医院就诊，急诊行颈部清创，发现右侧颈动脉破裂，行颈动脉修补术，术中及术后具体治疗不详，半月后出院。出院后逐渐出现头晕，右上肢乏力、感觉减退，门诊以"右椎动脉假性动脉瘤"收治入院。

查体：双侧颈动脉搏动正常，右颈部可见长约 10cm 斜行手术瘢痕，右侧锁骨上凹处可触及震颤，听诊闻及收缩期吹风样杂音。右上肢肌力约 5 级，三角肌区皮肤感觉减退，其余肢体肌力正常。

辅助检查：颈部 CT 示右侧颈椎旁金属异物影，进一步行颈动脉 CTA 示右侧椎动脉 - 锁骨下静脉动静脉瘘合并椎动脉假性动脉瘤（图 7-16）。

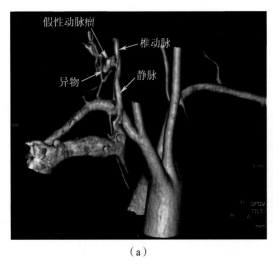
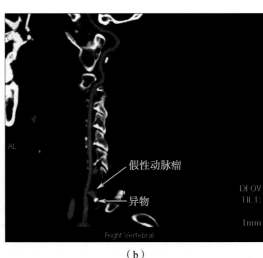

（a）　　　　　　　　　　　　　　　　　（b）

图 7-16　创伤性椎动脉假性动脉瘤合并椎动静脉瘘，颈动脉 CTA

（a）（b）右侧颈椎旁金属异物影；右椎动脉假性动脉瘤；右椎动脉 - 锁骨下静脉动静脉瘘

## 【诊断】

① 右侧椎动脉假性动脉瘤。

② 右侧椎动脉 - 锁骨下静脉动静脉瘘。

③ 右颈部异物。

④ 右侧颈动脉修补术后。

## 【病情分析】

患者青年男性，以颈部外伤后出现头晕伴右上肢乏力、感觉减退为主要表现。既往曾有右颈部锐器刺伤史及颈动脉修补手术史。影像学检查提示右侧颈椎旁金属异物影、右侧椎动脉假性动脉瘤及右侧椎动脉 - 锁骨下静脉动静脉瘘。

患者目前瘤体直径大，且为假性动脉瘤，破裂风险高。且局部有动静脉异常交通。患者出现头晕症状可能是因为锁骨下静脉盗血导致椎动脉向颅内供血不足。右上肢乏力、感觉减退症状可能是由于异物卡压导致。需外科手术干预，达到取出异物，避免瘤体破裂，恢复颅内及右上肢血供的目的。

## 【临床决策分析】

对于本病例右侧椎动脉假性动脉瘤、右侧椎动脉 - 锁骨下静脉动静脉瘘合并右颈部异物，外科处理方案主要从以下三方面进行讨论：一期或分期手术，处理的先后顺序，具体术式选择。

### （1）一期或分期手术

本例患者诊断明确，病因为金属异物损伤致动静脉瘘形成，金属异物无锈蚀，患者无感染、发热等症状，可暂不予取出。考虑到手术时间不宜过长，且二期手术还可以再次检查一期手术的成效，为达到更好的治疗效果，最终决定行分期手术治疗。一期手术处理右侧椎动脉动静脉瘘，二期手术取出右颈部异物。

### （2）处理先后顺序

结合文献报道与我科以往经验，通常遵循"三优先原则"：a. 优先处理操作较简单病变；b. 优先处理最重要的病变；c. 优先处理不影响后续操作的病变。结合本例患者右侧椎动脉假性动脉瘤合并右侧椎动脉 - 锁骨下静脉动静脉瘘的实际情况，决定优先处理最重要的病变。右侧椎动脉假性动脉瘤存在破裂风险，且右侧椎动脉 - 锁骨下静脉动静脉瘘影响颅内血供，为最重要的病变，应优先处理。右颈部异物暂未导致患者出现感染、发热等症状，可最后处理。

### （3）具体术式选择

创伤性椎动静脉瘘的治疗目标应是闭塞瘘口，保留椎动脉通畅。治疗方式包括开放手术和腔内治疗。开放手术的治疗方法是结扎或切除瘘道，但是由于椎动脉的特殊解剖关系及周围静脉充盈过度，手术难度较大，且容易损伤周围血管。腔内治疗包括血管内栓塞与血管成形术。血管栓塞技术具有创伤小、治愈率高、并发症少的优点，逐渐成为该类疾病治疗的首选，对于91%的创伤性椎动脉疾病治疗效果良好。然而，栓塞器有可能错位或迁移到下游动脉或静脉结构，并导致缺血性并发症或瘘管复发。此外，患者可能在以后的生活中遭受由对侧椎动脉粥样硬化狭窄引起的椎基底动脉缺血。因此，在封堵瘘口的同时保持椎动脉的通畅性可能对患者有益。初步结果表明，放置支架移植物是治疗颈动脉和椎动脉假性动脉瘤的另一种安全有效的方法。考虑患者为年轻男性，对长期生活质量要求较高等原因，最终考虑试行覆膜支架植入术，维持右侧椎动脉的连续性。

最终手术方案确定为一期手术行椎动脉造影 + 右侧椎动脉动静脉瘘腔内修复术，二期手术行右侧颈部异物取出术。

## 【诊疗过程】

### 一期手术

**（1）术前多学科 MDT 会诊**

因患者手术方案的设计需要考虑病变位置、处理方式、围手术期脑卒中等问题，需多学科共同完成。因此，术前邀请神经外科、影像科、骨科等专科医师与血管外科医师共同商讨围手术期治疗方案。

① 神经外科　患者为 V1 段椎动脉病变，椎动脉假性动脉瘤合并椎动静脉瘘，同时合并右颈部异物。患者目前瘤体直径大，且为假性动脉瘤，破裂风险高。且局部有动静脉异常交通。症状提示颅内血供不足，应当优先处理。目前该部位椎动静脉瘘在外伤口急性期未愈合，考虑自行闭合可能性小，需外科干预。开放手术难度大，且容易损伤周围血管，建议行腔内微创治疗。

② 骨科　患者拟行椎动静脉瘘腔内修复术，植入覆膜支架，目前考虑颈部活动暂不会造成支架断裂、移位，术后需暂时减少颈部转动，待病情稳定。密切随访，注意支架形态位置的变化及椎动脉通畅情况。

**（2）手术方案**

椎动脉造影 + 右侧椎动脉动静脉瘘腔内修复术。

**（3）手术过程**

患者仰卧，常规腹股沟区，铺无菌手术巾。麻醉成功后，于右侧腹股沟韧带中点动脉搏动强烈处顺行穿刺右股总动脉，导入 GF 短鞘。0.035 英寸（0.889mm）导丝配合猪尾导管进入主动脉弓，以 20ml/s、总量 40ml、压力 1000Pa 造影见右椎动脉动静脉瘘如术前 CTA 所示。0.035 英寸（0.889mm）导丝配合单弯导管，超选至椎动脉处，再次造影见瘘口明显，距椎动脉开口约 2.5cm，交换 ANPLATZ 导丝，配合单弯导管超选至右侧锁骨下动脉远端，沿导丝引入 7F 长鞘至椎动脉开口处，沿长鞘引入 Viabahn 6mm×50mm 覆膜支架，精确定位，完全覆盖接口位置后释放，复查造影，见右侧椎动脉血流通畅，瘘口完全封闭，未见明显造影剂外漏，未见静脉提前显影。遂拔除导管导丝，穿刺点封堵器封堵后加压包扎。手术顺利，术后患者安返病房。

二期手术

**（1）术前多学科 MDT 会诊**

一期手术后患者颈部杂音消失，动静脉瘘完全封闭，头晕症状改善，但仍遗留右上肢乏力、感觉减退的症状，拟于近日行右颈椎旁异物取出术。请相关科室会诊，研究制定手术方案。

① 骨科　患者一般情况尚可，颈部异物位于 C7~T1 椎体交界处，神经根卡压导致上肢感觉运动障碍，手术取异物存在出血、加重损伤、神经症状改善不明显或者加重等风险，术前精确定位，术中仔细操作，避免副损伤。

② 影像科　患者椎动静脉瘘术后隔绝满意，为利于下一步手术切口选择、异物定位，根据原有 CT 片进行三维重建，为手术提供依据。

**（2）手术方案**

右侧颈部异物取出术。

**（3）手术过程**

患者取平卧位，肩部垫高，气管插管全麻成功后导尿、常规消毒铺单，于右侧颈部胸锁乳突肌前缘作平行于锁骨横行切口，长约 8cm，依次分离皮下组织、颈深筋膜、钝性分离并离断部分前斜角肌，显露膈神经和臂丛神经，显露右锁骨下动脉和右侧椎动脉、右侧甲状颈干。右侧椎动脉起始部血管内部可触及质硬的支架，形态良好，于右侧椎动脉后外方 0.5cm 处可触及质硬异物，外围有纤维束包裹，仔细分离纤维束，显露异物长度和厚度均与术前 CTA 所示一致，确定异物完整和数量一致后将异物完整取出，检查无活动性出血，彻底止血后关闭，逐层关闭手术切口。手术过程顺利，麻醉满意，出血量约 30ml。麻醉苏醒后患者安返病房。

## 【术后处理及随访】

一期术后予以穿刺点压迫止血，扩血管、活血、改善循环等治疗后，联合骨科、影像科等相关科室进一步制定相关手术方案。

二期术后患者右上肢感觉肌力减退，考虑术中牵拉神经所致，予营养神经、抗炎、改善循环、活血等药物治疗后，症状较前明显改善。

术后第 6 天：颈动脉 CTA 检查显示支架在位，形态良好，血流通畅，椎动脉假性动脉瘤及动静脉瘘消失。患者病情恢复可，右上肢症状较前明显缓解（图 7-17）。

术后第 9 天：出院，出院后口服硫酸氢氯吡格雷片（泰嘉片）75mg，1 次 / 日；西洛他唑胶囊 50mg，2 次 / 日；丁苯酞软胶囊（恩必普）0.2g，3 次 / 日；阿司匹林肠溶片（拜阿司匹灵）100mg，1 次 / 日；甲钴胺片 0.5mg，3 次 / 日。

3 个月后复查：生命体征平稳，头晕症状明显缓解，患肢肌力 5 级，自由活动，无其他特殊不适。颈动脉、椎动脉造影示，右侧椎动脉起始部支架影，位置形态良好，未见支架内充盈缺损。

6 个月后复查：门诊颈动脉 CTA 检查显示支架在位，形态良好，血流通畅。

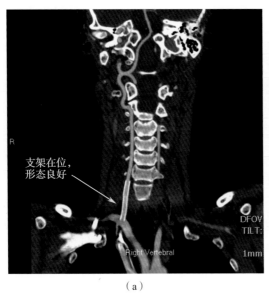
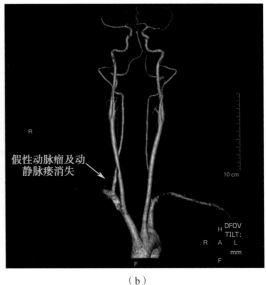

（a）　　　　　　　　　　　　　　（b）

图 7-17　创伤性椎动脉假性动脉瘤合并椎动静脉瘘，术后颈动脉 CTA

（a）支架在位，形态良好，血流通畅；（b）椎动脉假性动脉瘤及动静脉瘘消失

1 年后复诊：椎动脉造影示，右侧椎动脉起始部支架位置形态良好，未见支架内充盈缺损，右椎动脉通畅，未见明显狭窄。

## 【经验与体会】

椎动静脉瘘主要由创伤所致，为动静脉间同时受伤并于伤后形成直接瘘。自发性动静脉瘘罕见，多发生于年轻女性患者。目前文献报道的原因包括结缔组织疾病如Ⅰ型神经纤维瘤病和纤维肌性发育不良、动脉粥样硬化、感染等。

大约 30% 的 VVAVF 患者没有临床症状，而有些患者可能会出现耳鸣、眩晕、复视或神经根疾病的症状。椎动静脉之间由于有瘘，常使其供血动脉内压降低，局部静脉压增高，并由于盗血可导致椎动脉供血不足。此外，与椎动脉相通的临近静脉增粗，压力增高，导致急性椎管内静脉高压，压迫脊髓颈段导致进行性四肢瘫痪。临床检查时可显示颈部局限性搏动隆起，可见跳动的血管簇团、静脉怒张、局部听诊有与心动周期一致的血管杂音、压迫椎动脉则搏动停止、杂音消失等典型的症状和体征，据此可作出诊断。血管造影 DSA 是检查椎动静脉瘘的金标准，同时在治疗之前也必须造影评估病变周围血管条件，进一步了解瘘的血管形态、瘘口的部位、供血动脉及引流静脉情况等，这样才能制定恰当的治疗方案。

瘘管按解剖段分为：V1 段，起于 C6 以下；V2 段，起于 C2~C6 之间；V3 段，起于 C2。不同病变部位的处理方式也应有所区分。目前腔内血管栓塞技术为该类疾病治疗的首选，然而存在难以完全栓塞和未来发生椎基底动脉缺血事件的风险。根据文献报告显示，自膨胀或球囊扩张覆膜支架是重建受伤头颈动脉的另一种新兴选择，可以使 VA 的通畅性得到很好保持。但是支架植入并不适用于所有 VVAVF 的患者。椎动脉 V1-V2 段可以通过植入支架安全有效地治疗，但由于 V3 节段的曲折性和灵活性，没有足够顺应性的覆膜支架可能会在头部姿势改变时扭结、断裂或迁移，导致瘘管密封不足。此外，使用覆盖支架的缺点是支架中可能存在血栓形成，患者有必要在手术后接受抗血小板治疗。

目前市场可以选择的覆膜支架有两类：Viabahn 为代表的自膨式支架，以及 LifeStream 为代表的球扩式支架。自膨式支架优点在于顺应性好，但支撑力较弱，定位不如球扩式准确。球扩式支架优点在于定位精准、支撑力强，缺点在于不适于长段病变。本例患者动静脉瘘破口位于椎动脉起始处上缘，不伴随动脉狭窄，病变位置不长，因此原则上两种支架均适用。当时仅有 Viabahn 自膨式支架可用，故选择该支架进行修复。本病例的病变部位较低，覆膜支架治疗的风险小，一期手术顺利，二期手术取出颈部异物后患者症状较前明显改善。术后随访 1 年，支架形态位置保持良好，神经症状明显改善。

本病例在颈动脉破裂时，根据"TOPIC"分型，属于 T2 O1 P1 I2 C2 型。当地医院仅行颈动脉修补术，并未处理椎动静脉瘘和金属异物，以致术后患者仍有头晕、感觉减退等症状。

椎动静脉瘘是一种罕见的疾病，具体的手术指征尚不确定，大多数已发表的病例报告建议进行手术治疗。对于该疾病而言，手术方式的选择尤其重要，关系到治疗的效果和长期预后的结果。针对病变性质、部位和患者实际情况，做好术前充分、精确的评估、多学科会诊、最终确定更适合的手术治疗方案。

## 【专家点评】

本病例系外伤性后循环系统动脉瘤合并动静脉瘘，临床罕见，极易忽视。在首诊过程中，由于没有进行 CTA、DSA 等影像学评估，造成了诊断不及时。故应再次强调颈部血管伤救治过程中，除紧急救命急诊手术必需外，一定应在术前及术后完善颈部血管 CTA 或 DSA 检查，明确诊断，为下一步处理做好准备。

本例患者根据"TOPIC"分型，属于 T2 O1 P1 I2 C2 型。当地医院仅行颈动脉修补术，并未处理椎动静脉瘘和金属异物，以致术后患者仍有头晕、感觉减退等症状。合并典型的症状性后循环系统缺血表现，手术指征明确。选择微创腔内手术一期封闭椎动脉假性动脉瘤及动静脉瘘瘘口，效果确切；二期手术取出异物，杜绝继发性损伤可能。手术策略得当，术后复查影像学结果良好。

但是作为年轻患者，仍需支架术后规律抗血小板、抑制内膜增生促内皮化药物治疗，并注意监测长期支架的通畅情况。

（撰写：房冠宇　吴鉴今　　点评专家：曲乐丰）

## 案例 5　外伤性颈动脉瘤破裂覆膜支架治疗

### 【导读】

外伤导致颈动脉瘤破裂的病例并不常见，由破口外溢出的动脉血液可形成假性动脉瘤并压迫其周围的气管、食管及神经，导致呼吸困难、吞咽阻滞感、声音嘶哑等相应临床表现，若动脉破损位置形成血栓造成动脉狭窄时可导致脑供血不足，血栓脱落阻塞颈内动脉远端又可导致脑梗死，若假性动脉瘤突然破裂可导致病人休克甚至死亡。随着腔内治疗的普及，动脉瘤破裂治疗的方式有着更多选择，腔内治疗与开放式手术相比降低了术中、术后相关并发症的发生。本案例分享 1 例外伤性颈动脉瘤破裂使用覆膜支架治疗的诊疗经验。

### 【病例简介】

患者老年男性，68 岁。因"右颈部搏动性包块 1 年余伴声音嘶哑呼吸困难 3 个月"入院。

现病史：患者于 1 年前无明显诱因下出现右颈部搏动性包块，在当地医院就诊后诊断"颈动脉动脉瘤"，当时未予特殊处理，3 个月前自行针刺右颈部包块后自觉颈部包块逐渐增大，同时出现声音嘶哑症状，呼吸困难，伴咳嗽、咳痰，无头晕、头痛、四肢无力不适，无胸痛、胸闷不适，门诊以"颈动脉动脉瘤"收入院。自患病以来，精神尚可，体力正常，食欲正常，睡眠正常，体重无明显变化，大便正常，排尿正常。

既往史：高血压病史 10 余年，平时服用硝苯地平缓释片 30mg/ 日控制，一直未规律服药，收缩压最高超过 180mmHg，有腰椎间盘突出病史、双膝关节炎病史，有吸烟史 50 余年，平时抽旱烟，有饮酒史 50 余年，戒酒 1 年余。

查体：神志清楚，对答切题，声音嘶哑，呼吸时明显用力，右颈部可触及搏动性包块，紧邻包块后侧可见一已愈合小瘢痕，可闻及血管杂音，颈静脉无怒张，双侧眼球位置正常，无眼震，双侧瞳孔等大同圆，直接、间接对光反射灵敏，双侧额纹对称，双侧睑裂对称，伸舌居中，双侧肢体肌张力正常，双侧肢体肌力正常，无不自主运动，双侧霍夫曼征（－），双侧腱反射（－），双侧巴宾斯基征（－）。

辅助检查：头颈部 CTA 示右侧颈总动脉远端动脉瘤并破裂；双侧颈总动脉分叉处、颈内动脉 C2~C6 段管壁多发钙化斑［图 7-18（a）、（b）］。瘤体大小 36.6mm×17.0mm［图 7-18（c）］，横断面可见动脉破口并可见瘤体压迫气管［图 7-18（d）］。

### 【诊断】

① 右颈动脉动脉瘤破裂。
② 高血压 3 级（高危）。

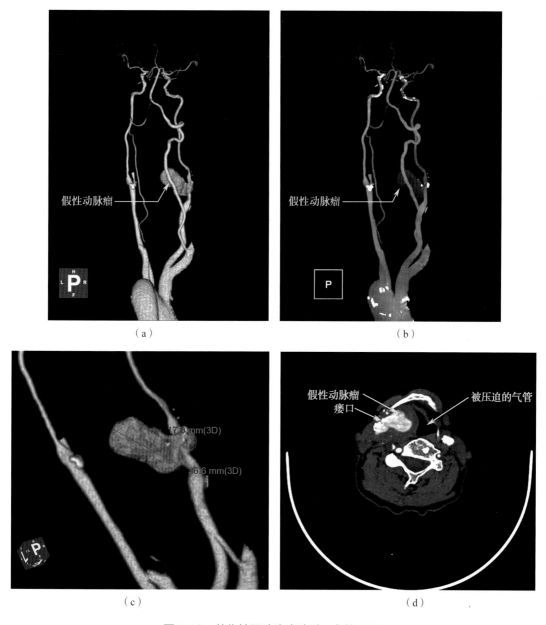

图 7-18 外伤性颈动脉瘤破裂，术前 CTA

（a）（b）示右侧颈总动脉远端动脉瘤并破裂，右侧颈总动脉分叉处及颈内动脉多发钙化斑；
（c）可见颈动脉假性动脉瘤，大小 17.0mm×36.6mm；（d）横断面可见动脉破口

【病情分析】

　　患者老年男性，因发现颈部搏动性包块伴声音嘶哑、呼吸困难入院。既往自行针刺右颈部包块，包块增大出现明显压迫症状，体格检查提示右颈部可触及搏动性包块，无明显触痛，紧邻包块后侧可见一已愈合小瘢痕，可闻及血管杂音，颈静脉无怒张，头颈部 CTA 提示右侧颈总动脉远端动脉瘤并破裂，双侧颈总动脉分叉处、颈内动脉 C2～C6 段关闭多

发钙化斑。本病例通过 CTA、查体明确诊断为颈动脉瘤破裂，患者来院时已有声音嘶哑、呼吸困难、咳嗽咳痰等压迫症状，手术指征明确，需要封堵破口，防止气管、神经持续受压及动脉瘤进一步破裂导致患者猝死。

## 【临床决策分析】

本病例重点讨论内容为手术方式的选择。

① 开放手术　当颈部结缔组织被解剖分离时，外界对假性动脉瘤压力减小可导致假性动脉瘤突然破裂、动脉破口持续撕裂扩大导致出血难以控制；假性动脉瘤累及颈动脉分叉处，发病时间 3 个月余，局部血肿压迫、组织瘢痕机化，开放手术难度较大，风险高，倾向腔内手术。

② 腔内手术　术中可通过 DSA 造影明确破口所在位置，使用覆膜支架精准覆盖破口，创伤小、恢复快、精准，因此为首选。颈动脉 CTA 提示颈动脉分叉处、颈内动脉多发钙化斑，应该应用脑保护装置，但是考虑到远端脑保护伞采用的 0.014 导丝不足以支撑戈尔肝素涂层覆膜支架的释放，近端血流阻断脑保护装置（Mo.Ma）在脑保护过程中无法造影，而且使用的也是 0.014 导丝，无法支撑覆膜支架，因此最终放弃应用脑保护装置，因破口位于颈总动脉远端，为保证支架锚定距离，颈外动脉无法保留，最终手术方案确定为置入戈尔覆膜支架由颈总动脉至颈内动脉覆盖破口。

## 【诊疗过程】

### (1) 术前检查

常规完善术前检查，心电图提示频发室性早搏，进一步行动态心电图检查提示偶发室性早搏，心脏超声未见明显异常，CT 提示胸部段气管未见明显异常，颈部段气管已受压，其余肝肾功能、凝血功能、血常规未见明显异常。

### (2) 手术方案

右颈动脉造影、覆膜支架置入术。

### (3) 手术过程

患者平卧，麻醉满意后，手术野常规消毒铺巾。取右股部直切口 5cm，切开皮肤、皮下组织、深筋膜，暴露并游离股总动脉、股浅动脉、股深动脉，硅胶管套扎以备阻断，根据患者体重给予全身肝素化，右股动脉穿刺，短导丝引导下置入泰尔茂血管鞘组（6F 鞘管），在泰尔茂短导丝（0.035 导丝）引导下置入泰尔茂血管造影导管（猪尾导管）至主动脉弓位置，连接高压注射器造影明确头臂干、右颈总动脉位置并标记，泰尔茂中长导丝（0.035 中长导丝）配合泰尔茂血管造影导管（单弯导管）选择性进入右颈总动脉、颈内动脉时遭遇困难，无法成功选入颈内动脉，更换泰尔茂中长硬导丝（0.035 中长导丝）配合可调弯导管再次尝试后成功选入右颈内动脉，再次造影明确动脉瘤破口位置临近颈总动脉分叉处，破口持续有血液流通［图 7-19（a）］泰尔茂中长硬导丝引导下置入戈尔肝素涂层覆膜支架 8mm×10mm 一枚，定位准确后成功释放。再次造影示动脉瘤破口消失、造影剂无外溢，支架远心端狭窄，置入百多力外周扩张导管 5mm×40mm 对狭窄处进行扩张，再次造影提示狭窄消失，支架内血液通畅，造影剂无外溢［图 7-19（b）］，同侧颅内动脉血流通畅［图 7-19（c）］，撤出导丝导管。血管缝线缝合血管壁切口，开放血流，血管充盈搏动好，管腔无狭窄，创面彻底止血，逐层缝合伤口至皮肤，术中经过顺利，出血少，术毕安返病房。

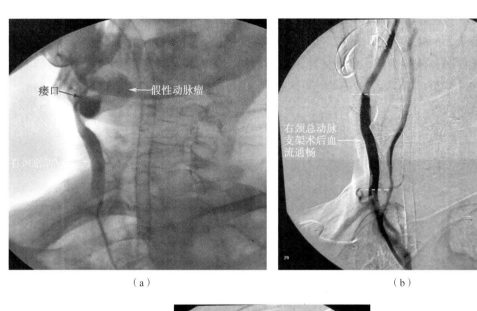

（a）　　　　　　　　　　（b）

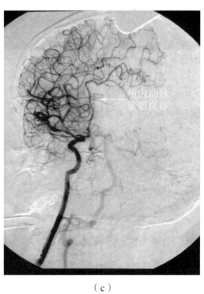

（c）

图 7-19　外伤性颈动脉瘤破裂，术中 DSA

（a）破口持续有血液流通，形成假性动脉瘤；（b）覆膜支架置入球扩后造影，示颈动脉破口及假性动脉瘤消失，血流通畅；（c）颅内动脉无异常

## 【术后处理及随访】

术后给予心电监护，密切监测生命体征、意识变化，严格控制血压、心率，用药上予以抗凝、抗血小板治疗、抗生素预防移植物感染。

术后第 1 天：血压 132/81mmHg，自主呼吸 20 次 / 分，心率 78 次 / 分。神志清楚、对答切题，无神经系统障碍，颈部搏动性包块消失，未闻及血管杂音，声音嘶哑较术前减轻，呼吸困难明显好转，血压平稳，切口无渗出、红肿，下肢动脉搏动正常。

术后第 4 天：神志清楚，对答自如，生命体征平稳，颈部无搏动性肿物，未闻及血管杂音。复查 CTA：支架在位，形态良好，血流通畅，无内漏及移位，假性动脉瘤瘤体内无血流流通（图 7-20）。出院后口服阿司匹林肠溶片 100mg/ 日，氯吡格雷 75mg/ 日，瑞舒伐他汀钙片 10mg/ 日。

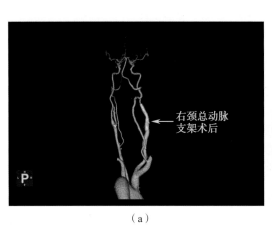
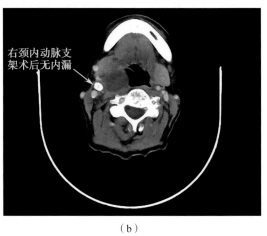

（a） （b）

图 7-20 外伤性颈动脉瘤破裂，术后复查 CTA

（a）支架位置良好，无内漏及移位；（b）瘤体内无血流

## 【经验与体会】

颈动脉瘤破裂并假性动脉瘤形成的病例临床中较为少见，多由外伤、颈部恶性肿瘤、颈部感染、医源性损伤所导致。动脉瘤破裂血液外溢所形成的假性动脉瘤其囊壁不具有血管壁的正常结构，仅有一层纤维结缔组织膜而无肌层组织，由于颈部解剖结构的特殊性，一旦假性动脉瘤破裂出血可导致患者死亡。

对于颈动脉瘤并假性动脉瘤，传统的外科治疗多采用手术切除和颈动脉重建、结扎治疗。但是手术期破裂的风险较高，往往还需要应用颈动脉转流管以保证颅内供血，手术难度和复杂性较大，手术时间相对较长、术后患者血流动力学不稳定可引起大脑灌注的减少并可有出血、远端栓塞、感染等并发症，一旦破口位置深或出血无法控制、伴有休克等，手术困难甚至无能为力。随着腔内介入治疗的蓬勃发展，腔内治疗以其创伤小、恢复快、并发症相对较少等优点在临床中应用越来越广泛，腔内治疗可在封闭颈动脉破口的同时保持颈动脉血流通畅，成为颈动脉瘤治疗方式中的首选。

本例患者颈动脉瘤破裂假性动脉瘤形成，已有压迫周围神经症状并伴有颈部气管受压移位，手术指征明确，选择覆膜支架覆盖破口也可将颈动脉瘤一并处理，术后患者颈动脉搏动行包块消失，声音嘶哑逐渐减轻，呼吸困难缓解，未出现神经系统相关并发症，复查CTA提示颈动脉支架通畅，手术治疗效果确切。

## 【专家点评】

颅外颈动脉瘤（extracranial carotid aneurysm，ECAA）较罕见，可分为真性颈动脉瘤、假性颈动脉瘤和夹层颈动脉瘤。ECAA 的主要病因为动脉硬化和创伤，其他病因包括各种类型的动脉炎、马方综合征、动脉中层囊性变性、白塞综合征、肌纤维发育不良、梅毒或动脉感染等。ECAA 的治疗方法：保守治疗、开放手术、血管腔内介入治疗、复合手术。ECAA 的保守治疗主要为抗凝、抗血小板聚集治疗。但有报道认为抗凝治疗无效，因即使在抗凝的情况下，卒中发生率仍有 50%。故即使对于无症状的患者，外科治疗仍然是首选的治疗方法。随着腔内介入器械的发展，应用覆膜支架可有效闭塞颅外段动脉瘤并保留供血动脉，是一个微创且安全有效的方法。本例患者颈动脉瘤破裂并假性动脉瘤形成，已有压迫迷走神经症状，气管受压偏移，有绝对的手术指征。手术方案的选择为腔内覆膜支架覆盖破口及瘤体也是最佳方案。手术顺利无术后并发症出现，但是手术在全麻下进行，不易观察患者的神志，容易出现脑血管意外。建议此类手术在局麻下进行。

（撰写：刘炳鑫　　点评专家：尹存平）

## 案例 6  巨大颈椎肿瘤切除术中颈内动脉重建

### 【导读】

颈动脉是大脑供血的门户，一旦闭塞，可引发脑缺血、脑梗死甚至偏瘫死亡的严重后果。颈椎肿瘤是脊柱肿瘤外科最难攻关的疾病之一，且颈部组织空间狭小，肿瘤生长到一定大小时，会侵犯、包绕挤压邻近的血管神经，从而增加了肿瘤与血管处理的难度，往往会让术者左右为难。本案例分享 1 例累及血管的巨大颈椎肿瘤切除术中高位离断颈内动脉后补救性重建的经验。

### 【病例简介】

男性患者，22 岁。因"右颈部疼痛伴活动障碍 1 年"入院。

现病史：患者 1 年前无明显诱因开始出现右颈部、头枕部持续性疼痛，伴颈部向右旋转活动受限，1 年内症状反复，未予重视。5 个月前至当地医院就诊，行头颈部 MR 检查提示：右侧咽旁间隙囊实性肿块，伴寰椎右侧肿块及前后弓骨质破坏，考虑肿瘤性病变，偏恶性可能，神经源性肿瘤伴局部恶变？左侧颈 II 区淋巴结增大。CT 提示：右侧口咽及鼻咽咽旁间隙囊实性肿块，伴寰椎右侧肿块及前后弓骨质破坏，考虑恶性可能。近 1 周患者出现右侧下肢感觉麻木，无活动受限，伴吞咽困难，偶有胸闷，无恶心呕吐。为进一步诊治，就诊骨肿瘤科，并以"寰椎肿块及椎旁巨大肿瘤"收入院。

查体：神志言语清，双侧眼球位置正常，无眼震，双侧瞳孔等大同圆，直接、间接对光反射灵敏，双侧额纹对称，双侧睑裂对称，伸舌居中。双侧肢体肌张力正常，双侧肢体肌力正常，无不自主运动。右侧颌下颈部可见大小 5cm×5cm 肿块，无破溃，无红肿，触之质地韧，有压痛，活动度差，右侧口咽部可见大小约 4cm×3cm 肿物，无红肿破溃等，脊椎呈生理性弯曲，颈部向右侧旋转受限。

辅助检查：

颈椎正侧位：颈椎生理曲度存在，右颈部外凸型改变，寰椎骨质破坏（图 7-21）。

颈动脉 CTA：右颈部巨大囊实性肿块，压迫气管、食管，寰椎骨质破坏，右侧颈动脉被肿瘤推挤至外侧，伴颈内动脉纤细，考虑长期受压牵拉导致（图 7-22）。

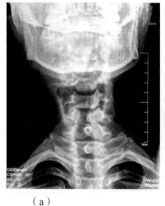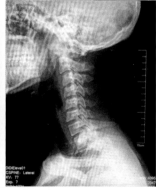

（a）                              （b）

图 7-21  巨大颈椎肿瘤，颈椎正侧位 X 线片

（a）（b）示颈椎生理曲度存在，右颈部外凸型改变，寰椎骨质破坏

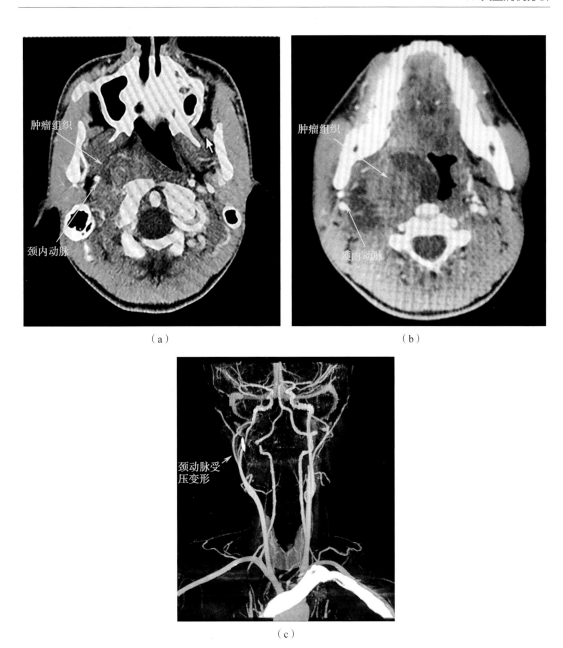

图 7-22　巨大颈椎肿瘤，颈动脉 CTA

右颈部巨大囊实性肿块，压迫气管、食管，寰椎骨质破坏（a）（b），右侧颈动脉被肿瘤推挤至外侧，
伴颈内动脉纤细（c），考虑长期受压牵拉导致

颈椎磁共振增强扫描：右颈部囊、实性肿块，基本同 1 个月前影像（图 7-23）。

## 【诊断】

寰枢椎肿块及椎旁巨大肿瘤。

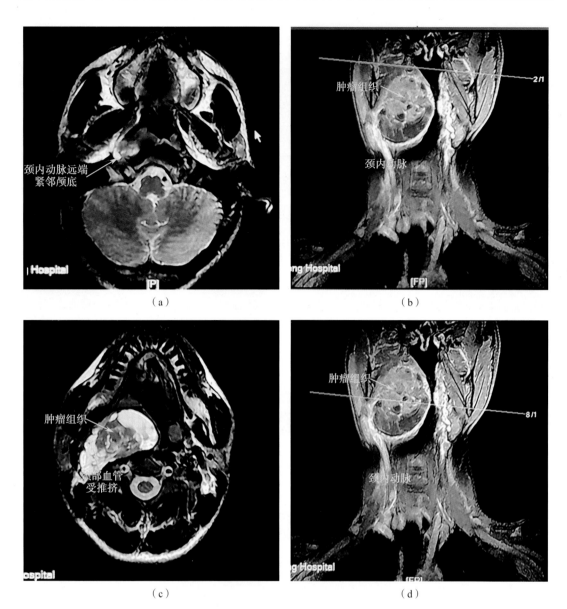

（a）

（b）

（c）

（d）

图 7-23 巨大颈椎肿瘤，颈椎 MR 增强扫描

（a）~（d）示右颈部囊实性肿块

## 【病情分析】

患者年轻男性，以颈椎肿瘤收治入院，先已经出现转向受限、肢体麻木等肿瘤进展表现，手术指征明确，需尽快切除肿瘤，重建椎体，恢复颈椎功能及消除颈髓压迫。完善术前检查后，于全麻下行前后路联合颈椎肿瘤切除重建内固定术＋钉棒系统内固定＋钛网植入术。术者先行后路切除肿瘤，顺利安装后路内固定装置，术中复查透视重建良好（图7-24，图7-25）；再行前路肿瘤切除，内固定重建，前路采用右侧下颌至正中弧形切口［图

7-26（a）]，掀开皮肤，逐层向肿块周围游离，内侧游离相对顺利，外侧及顶部由于肿块凸出明显，游离空间较小，分离颈动脉时发现颈内动脉与肿块粘连紧密，难以分离，顶端由于反复牵拉分离，造成颈内动脉高位断裂出血。术者随即采用动脉瘤夹钳夹断端，继续切除肿瘤及受累颈内动脉［图 7-26（b）]，并紧急联系血管外科会诊。当血管外科会诊术者到达时，现场情况为：手术出血 2000ml，输血 1600ml（800ml 红细胞悬液 +800ml 血浆），生命体征平稳，患者平卧位，手术野内肿瘤已经移除，术野深，未见颈内动脉远段、近端颈内动脉残端夹闭状态。

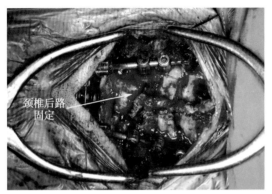

图 7-24　颈后路肿瘤切除 + 内固定植入

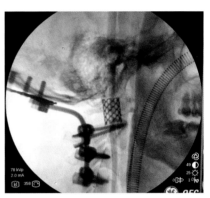

图 7-25　术中颈后路固定 X 线

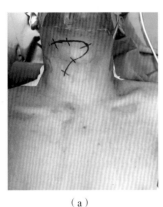

（a）

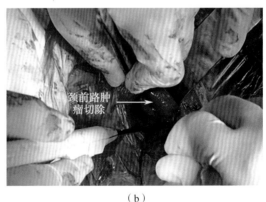

（b）

图 7-26　颈前路肿瘤切除术

（a）颈前路手术切口标记；（b）前路切除肿瘤

## 【临床决策分析】

此案例属于手术台上紧急会诊，事发突然，需尽快制定紧急补救措施，避免更加严重的不良后果发生。综合分析患者病情及现场的情况，主要在急诊手术方式选择上进行讨论：一是重建与否，二是如何重建。

**（1）重建与否**

根据患者术前资料，该患者年轻，虽然巨大颈椎肿瘤长期压迫颈内动脉，与血管形成慢性粘连或被肿瘤侵犯，可能会造成患者颈动脉供血减少，缺血耐受，但其颈内动脉并没有闭塞，仍是同侧大脑供血的主要动脉，一旦结扎，造成脑梗死甚至偏瘫的可能性非常大，预后十分不利。此外，该患者肿瘤手术基本结束，术中出血与输血基本平衡，当前生命体征平稳，因此还是应当在条件允许情况下积极重建右侧颈内动脉，恢复患侧血供。

**（2）如何重建**

① 结合当前情况，颈内动脉远段位置深，再解剖显露远段难度极大，需进一步璇磨颅骨，再配合自体大隐静脉或者人工血管缝合重建，此术式理论上可行，但无疑大大延长手术时间，增加手术难度，对于已经进行了近 10h 的前后路颈椎肿瘤切除的患者来说并不合适。

② 覆膜支架作为血管外科常用的"支架型人工血管"，具有良好的应用效果，在该情况下使用无疑最为合适，远端通过支架的自膨效应"自行锚定"，避免流出道"深""窄""视野不佳"情况下的血管缝合，近心端覆膜支架与残余血管端端吻合，从而实现颈总动脉 - 覆膜支架 - 颈内动脉的血流重建。

## 【诊疗过程】

手术过程如下：

① 嘱麻醉师升高血压，增加对侧代偿，20mg 肝素全身肝素化，避免血栓形成。

② 患者原体位，助手辅助头向左偏，延长原手术切口至右侧乳突，向下暴露至深部术野，近端游离颈总动脉、颈外动脉并悬吊阻断。探查远心端颈内动脉，断端已至颅底，无法向上继续解剖游离，释放动脉瘤夹可见反流血可，重新夹闭。

③ 取 8F 短鞘，肝素水冲洗组装，助手轻轻释放动脉瘤夹，术者推送导丝进颈内动脉断端，反复尝试数次艰难探入，送入 8F 短鞘，向断端颈内动脉推送并保持稳定，退出鞘芯回抽反流血良好，引入 0.018 导丝及 6mm×100mm Viabahn 覆膜支架一并推送入 8F 短鞘（导丝超过覆膜支架输送系统 5cm），支架轻柔推送，进入颈内动脉远端 3cm 左右，推送阻力明显时停止，回撤短鞘，直视下释放覆膜支架，可见覆膜支架膨胀，远端与颈内动脉断端紧密相连，无明显出血，撤出导丝，阻断钳阻断覆膜支架（原位操作，切勿牵拉覆膜支架），修剪近心端颈动脉，行颈总动脉 - 覆膜支架端端吻合，顺次释放颈内动脉 - 颈外动脉 - 颈总动脉阻断钳，开放颈动脉，完成右侧颈内动脉重建（图 7-27）。

④ 补救手术顺利，手术重建时间 45 分钟，颈内动脉阻断时间 2 小时。术后患者顺利苏醒，无遗留脑神经功能障碍。

⑤ 术期予以低分子肝素抗凝治疗，术后 CTA 复查，右侧颈内动脉通畅，支架吻合良好，无明显狭窄（图 7-28）。

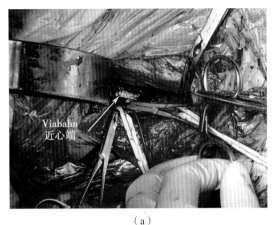 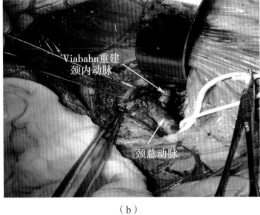

（a） （b）

图 7-27 右侧颈内动脉重建

（a）控制颈总 - 颈外动脉，远端颈内动脉指示下置入导丝，引入 6mm×50mm Viabahn 支架并释放；
（b）撤出导丝，覆膜支架 - 颈总动脉端侧吻合，重建颈内动脉

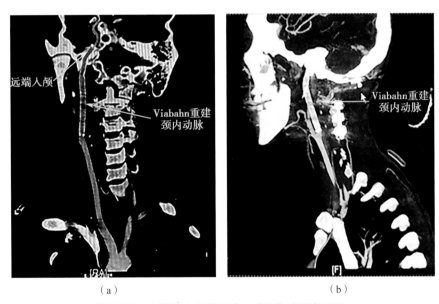

（a） （b）

图 7-28 右侧颈内动脉重建，术后复查颈部 CTA

（a）（b）示右侧颈内动脉通畅，支架吻合良好，无明显狭窄

## 【术后处理及随访】

术后顺利苏醒拔管，无遗留神经功能障碍，给予心电监护，密切监测生命体征、意识变化，严格控制血压、心率，用药上围手术期予以低分子肝素抗凝、营养神经、抗应激、水化等处理。

出院后予以阿司匹林 100mg，1 次 / 日；贝前列素钠 40μg，2 次 / 日。

术后病理提示：（右侧颈椎寰椎）间叶源性蓝圆细胞高度恶性肿瘤。

## 【经验与体会】

累及血管的肿瘤临床并不少见，主诊医生和术者应当充分的术前评估肿瘤与血管的关系，在肿瘤可切除性和血管保留重建之间设计最合理的手术方式，提前做好各种突发情况的预案。

就该患者而言，术前已经明确肿瘤压迫颈内动脉纤细，前路手术中，应当在术中首先考虑颈内动脉的完整游离保护，而不应该首先处理肿瘤。此外，就血管损伤后的处理方式而言，覆膜支架辅助的颈内动脉重建方式在当时的紧急情况下比较合理，但具体情况需要具体对待，急诊处置应当灵活多变。该术式具体操作过程中，最好是在透视监视下进行，可避免导丝、鞘管以及支架推送过深损伤血管以及锚定过短、连接不稳、支架与血管脱节等情况出现。总而言之，急诊手术与择期手术显著不同，应尽可能避免，情况紧急，不得不为时，需要充分的术前评估、多学科讨论，完备的术前准备方案对此类患者必不可少。

## 【专家点评】

结合本例患者具体情况，主要以下几点值得关注：

① 术前评估，备用方案的谈论。术前 CTA、MRA 均明确提示肿瘤累及颈动脉，且远端"游离"的颈内动脉空间有限，应当考虑到术中颈内动脉重建的必要性，或者术前进行 Meta's 试验，促进 Willis 环代偿，降低受累颈内动脉闭塞后的严重脑卒中事件的发生。

② 台上突发情况，手术方式的抉择。基于上述案例，术中急诊补救，且原肿瘤切除的手术时间已经很长，且出血量较大，应尽快安全地结束手术。最简单直接的方式就是结扎颈内动脉残端，而且也符合当时的紧急情况，因为残端过短、痉挛萎缩，紧贴颅底，无法进行吻合；当然，考虑到术者年轻，有机会重建颈内动脉，对于远期生活质量肯定利大于弊，而且当时情况下，能够使用覆膜支架辅助的方式也体现出术者丰富的临床经验，值得借鉴。

③ 杂交手术重建的要点、难点及围手术期用药管理。作为血管外科医生，杂交手术是融合传统外科手术和微创介入的一种复合手术方式，也是血管外科医生应当具备的手术技能，上述患者难点在于其突发情况的紧急性，其次在于无透视情况下血管内操作的难度较大，更依赖术者的手感把控。当然，在此类情况下，围手术期抗血小板药物的应用缺乏规范的指南，远期通畅率有待进一步随访。

④ 上述案例属于特事特办，最终结局虽未出现不良事件及并发症，但还有许多相关性问题值得我们关注研究，比如脑缺血再灌注损伤问题；恶性肿瘤与支架远期通畅性之间的关系等，因此，对于复杂病变，尤其涉及多个专业领域时，应当提前进行多学科讨论，制定完善的治疗方案。

（撰写：金杰　　点评专家：吴鉴今　曲乐丰）

# 参考文献

［1］ 韩若筠，徐忠良，邢英琦等.以耳部杂音起病的椎动静脉瘘1例报告［J］.中风与神经疾病杂志，2020, 37 (5): 455-457.

［2］ 曲乐丰，柏骏，吴鉴今.颈动脉内膜切除术在"真实世界"的争议与思考［J］.第二军医大学学报，2017, 38 (1): 1-6.

［3］ 曲乐丰，柏骏，吴鉴今.颈动脉外伤处理原则［J］.中国实用外科杂志，2020 (12): 1366-1369.

［4］ 王卫东，孙宏亮，骆江红等.覆膜支架腔内修复治疗颈动脉假性动脉瘤破裂出血［J］.介入放射学杂志，2017, 26 (01): 15-19.

［5］ 吴鉴今，曲乐丰，柏骏等.Viabahn~ (TM) 自膨式覆膜支架腔内修复外周动脉创伤性假性动脉瘤［J］.介入放射学杂志，2015, 24 (7): 632-636.

［6］ 吴鉴今，曲乐丰，邹思力等.颅外段颈内动脉瘤手术治疗方式的选择［J］.中国血管外科杂志 (电子版), 2015, 7 (2): 78-81.

［7］ 辛世杰，林若然.开放手术在血管外科发展中的作用及地位［J］.中国实用外科杂志，2017, 37 (12): 1365-1368.

［8］ 杨復唐，刘炎东，曲乐丰.放疗后颈动脉狭窄外科处理的时机及术式选择［J］.中华医学杂志，2019, 99 (4): 256-259.

［9］ 张玉华，庄宗，那世杰等.自膨式覆膜支架治疗自发性椎动脉动静脉瘘一例［J］.中国脑血管病杂志，2021, 18 (10): 720-723.

［10］ Mazzeo TJMM, Freire RCM, Filho LF, et al. Central retinal artery occlusion secondary to presumed traumatic carotid artery dissection in a healthy child［J］. Int J Retina Vitreous, 2022, 8 (1): 56. DOI: 10. 1186/s40942-022-00411-2. PMID: 35986425; PMCID: PMC9392279.

［11］ Oyama Y, Uno T, Asami M, et al. Emergency carotid artery stenting for progressive traumatic internal carotid artery occlusion［J］. Trauma Surg Acute Care Open, 2022, 7 (1): e000873. DOI: 10. 1136/tsaco-2021-000873. PMID: 35141423; PMCID: PMC8765063.

［12］ Morton R P, Hanak B W, Levitt M R, et al. Blunt traumatic occlusion of the internal carotid and vertebral arteries［J］. J Neurosurg, 2014, 120 (6): 1446-1450. DOI: 10. 3171/2014. 2. JNS131658. Epub 2014 Mar 28. PMID: 24678781.

［13］ Venketasubramanian N, Mundada P, Hegde AN, Tan M, Ng D. Post-Traumatic Carotid Artery Dissection Begins at the Skull Base: A Case Report［J］. Case Rep Neurol, 2020, 12 (Suppl 1): 143-148. DOI: 10. 1159/000504567. PMID: 33505286; PMCID: PMC7802457.

［14］ Evans C, Chaplin T, Zelt D. Management of major vascular injuries: Neck, extremities, and other things that bleed［J］. Emerg Med Clin North Am, 2018, 36 (2018): 181-202.

［15］ Feliciano D V. Penetrating cervical trauma: "Current concepts in penetrating trauma", IATSIC symposium, international surgical society, helsinki, finland, August 25-29, 2013［J］. World J Surg, 2015, 39 (6): 1363-1372.

［16］ Nowicki J L, Stew B, Ooi E H, et al. Penetrating neck injuries: a guide to evaluation and management［J］. Ann R Coll Surg Engl, 2018, 100 (1): 1-6.

［17］ Jianjin Wu, Lefeng Qu. Using PTFE covered stent-artery anastomosis in a new hybrid operation for giant juxta-skull internal carotid aneurysm with tortuous internal carotid artery［J］. Int J Cardiol, 2015, 185: 25-28.

［18］ Yeh C H, Chen Y L, Wu Y M, et al. Anatomically based approach for endovascular treatment of vertebro-vertebral arteriovenous fistula ［J］. Interv Neuroradiol, 2014, 20 (6): 766-773. DOI: 10. 15274/INR-2014-10072.

［19］ Geng J, Hu P, Ma Y, et al. Endovascular treatment of V3 segment vertebro-vertebral arteriovenous fistula with Willis covered stent: Case report and literature review ［J］. Interv Neuroradiol, 2019, 25 (1): 97-101. DOI: 10. 1177/1591019918796607.

［20］ Chen C, Wu Y, Zhao K, et al. Endovascular treatment of vertebro-vertebral arteriovenous fistula in neurofibromatosis type I: A report of two cases and literature review with a focus on endovascular treatment ［J］. Clin Neurol Neurosurg, 2021, 207: 106806. DOI: 10. 1016/j. clineuro. 2021. 106806.